川島隆太（東北大学教授）監修

JN050107

川島隆太教授の

らくらく

脳体操

昭和パズル

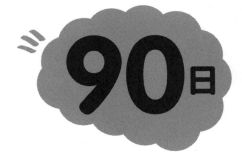

90日

Gakken

本書「脳体操」で脳活性が実証されました

脳の前頭前野（ぜんとうぜんや）の機能低下を防ぎましょう

年齢を重ねていくうちに物忘れが多くなり、記憶力や注意力、判断力の衰えが始まります。

このような衰えの原因は、脳の前頭葉（よう）にある前頭前野（ぜんとうぜんや）の機能が低下したことによるものです。脳が行う情報処理、行動・感情の制御はこの前頭前野（ぜんとうぜん）が担っており、社会生活を送る上で非常に重要な場所です。

そこで、脳の機能を守るためには、前頭前野（ぜんとうぜんや）の働きを活発にすることが必要となってきます。

脳の活性化を調べる実験をしました

脳の前頭前野（ぜんとうぜんや）を活発にする作業は何なのか、多数の実験を東北大学と学研の共同研究によって行いました。そのときの様子が右の写真です。

言葉の読み書き、単純計算、音読、なぞり書きの書写、イラスト間違い探し、文字のパズル、また写経やオセロ、積み木など幅広い作業を光トポグラフィという装置を使い、作業ごとに脳の血流の変化を調べていきました。

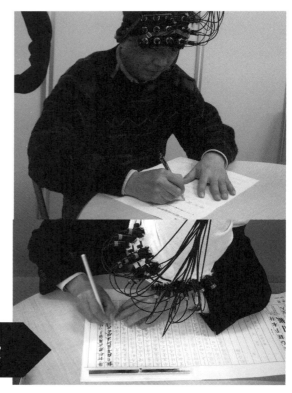

本書「脳体操」の実験風景

脳の血流変化を調べた実験画像

▼ 実験前（安静時）

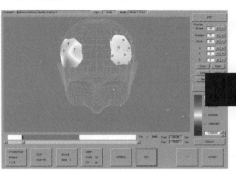

▼ 脳体操の実験

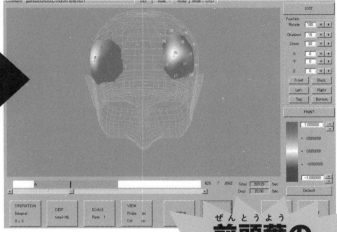

前頭葉（ぜんとうよう）の血流が増えて活性化！

昭和思い出しで前頭葉（ぜんとうよう）の働きがアップします！

　実験の結果、本書のような思い出しながら読み書きする作業、イラストの違いを見分ける作業、計算に取り組むと、上の画像のとおり前頭葉（ぜんとうよう）の血流が増え、脳が非常に活性化していることが判明しました。

　本書の問題は記憶力や認知力、情報処理力、注意力をきたえ、前頭葉（ぜんとうよう）の働きを活発に高める効果があります。脳科学により本書「脳体操」の脳の活性化が実証されたのです。

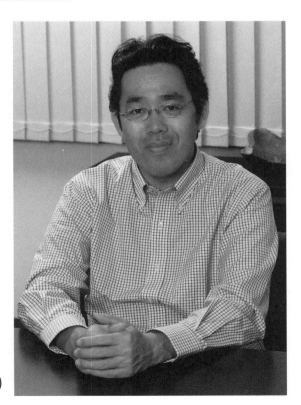

監修 川島隆太（東北大学教授）

脳の前頭前野を
きたえる習慣が大切

脳の機能低下は前頭前野の衰えが原因です

「知っている人の名前が出てこない」「台所にきたのに、何をしにきたのかわからない」そんな経験をしたことはありませんか。

脳の機能は、実は20歳から低下しはじめることがわかっており、歳をとり、もの忘れが多くなるのは、自然なことです。ただし、脳の衰えに対して何も対策しなければ、前頭前野の機能は下がっていくばかり。

やがて、社会生活を送ることが困難になっていきます。

人間らしい生活に重要な「前頭前野」の働き

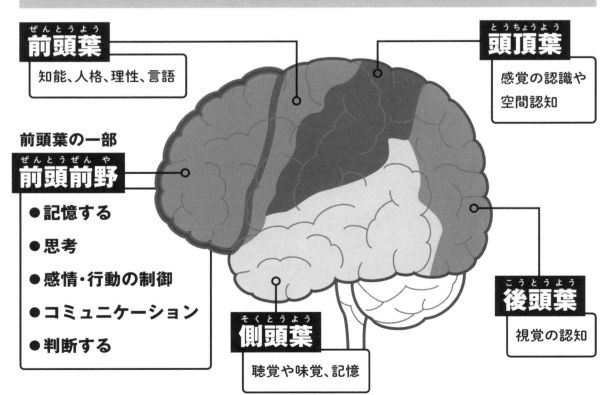

前頭葉
知能、人格、理性、言語

頭頂葉
感覚の認識や空間認知

前頭葉の一部
前頭前野
- 記憶する
- 思考
- 感情・行動の制御
- コミュニケーション
- 判断する

側頭葉
聴覚や味覚、記憶

後頭葉
視覚の認知

何歳でも脳体操で認知機能が向上!

脳を正しくきたえ脳機能の低下を防ぐ

　歳をとれば体の働きが低下するのと同じように、脳の働きも低下していきます。しかし、何もしないで歳をとるのは賢くありません。脳の健康を保つための習慣を身につければ、歳をとってもいきいきと暮らすことができるのです。

　私たちの研究では、どの年代であっても、脳をきたえると脳の認知機能が向上することが証明されています。

　体の健康のために体を動かすのと同様に、前頭前野（ぜんとうぜんや）を正しくきたえることで、機能の低下を防ぎ、活発に働くように保つことができるのです。特に有効な作業が、実際に手を使って文字や数字を書くこと。

　そうです、わかりやすくいえば、「読み書き計算」です。

本書に直接書き込み、脳をきたえましょう

　では、テレビを見たり、スマホを使ったりするときの脳は働いているでしょうか?

　実は、このときの脳の前頭前野（ぜんとうぜんや）はほとんど使われていません。

　パソコンやスマホで文字を入力する際には、画面に出てくる漢字の候補を選択するだけですから、漢字を書く手間も思い出す手間もいらないため、脳を働かせていないわけです。

　鉛筆を手に持ち、頭を働かせながら本書の誌面に文字や数字を直接書き込み、脳をきたえましょう。

　毎日たった10〜15分でいいのです。脳の健康を守ることを習慣づけましょう。

1 イラスト間違い探し ボウリングブーム

● 下の絵には7か所、上と異なる部分があります。それを探して〇で囲みましょう。

正 昭和40年代はボウリングブーム。中山律子をはじめ、スター選手が登場し、大会がテレビ放映された。

間違い
7か所

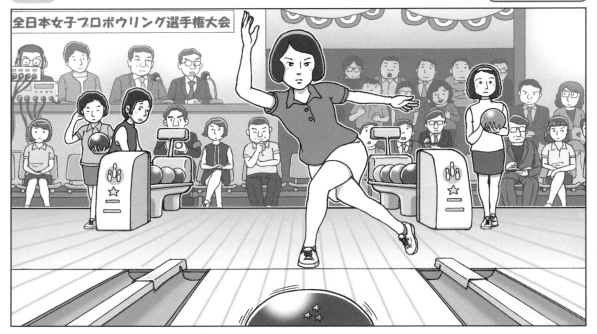

誤

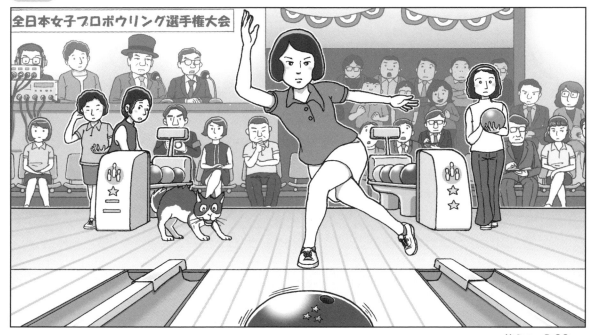

2 テレビ 昭和の歌番組

●アイドル全盛時代、昭和は人気の歌番組が目白押しでした。あてはまる番組をリストから選んで書きましょう。

1 リクエストで選ばれた曲を生放送する歌番組。司会にミッキー・カーチス、ザ・ピーナッツがレギュラーを務めた。
（フジ　昭和34〜45年）

ザ・

2 十代の若者に人気のあるアイドルが歌って踊る公開録画の音楽バラエティ番組。司会もアイドルや作曲家の都倉俊一などが務めた。
（NHK　昭和49〜61年）

　　　　　　ヤング

3 出演者が次々に後の歌手の歌を歌って登場するオープニングが恒例の音楽番組。ニューミュージックやロックの歌手の出演が話題に。
（フジ　昭和43年〜平成2年）

夜の

4 予選を勝ち抜いた挑戦者が歌の実力を競い、プロを目指すオーディション番組。初代チャンピオン森昌子のデビュー後応募が増加。
（日テレ　昭和46〜58年）

5 アイドルが歌やコントを披露したり、当時は珍しい楽屋トークが人気の音楽バラエティ番組。司会はフォークデュオのあのねのね。
（テレ東　昭和52〜62年）

ヤンヤン

6 レコード売上や視聴者リクエストなどで独自ランキングを決定し、上位10位の歌手が歌う。司会は黒柳徹子と久米宏の早口名コンビ。
（TBS　昭和53年〜平成元年）

ザ・

リスト
ヒットスタジオ　　スター誕生！　　歌うスタジオ
ヒットパレード　　レッツゴー　　ベストテン

答え▶ P.98

3 ヒット曲パズル

●昭和40年代にヒットした曲です。リストから選んで□に漢字を書きましょう。

① 『 □ 町ブルース 』 森進一

② 『伊 □ 佐木町ブルース 』 青江三奈

③ 『知床旅 □ 』 加藤登紀子

④ 『くちなしの □ 』 渡哲也

⑤ 『 □ のダイヤル 6700 』 フィンガー 5

⑥ 『 □ いうち 』 山本リンダ

⑦ 『 □ 色の恋 』 天地真理

⑧ 『 □ 戸の花嫁 』 小柳ルミ子

⑨ 『危 □ なふたり 』 沢田研二

⑩ 『 □ ネコのタンゴ 』 皆川おさむ

リスト	勢	恋	険	水	情
	花	黒	港	瀬	狙

8

イラスト並べかえパズル

●4枚に分割されたイラストを並べかえて、絵を完成させます。A〜Dの記号を、解答欄の正しい位置に書き入れましょう。

〈ボンネットバス〉

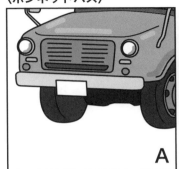
A

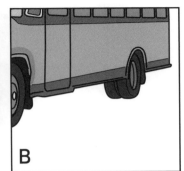
B

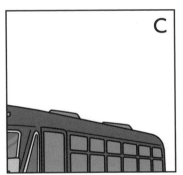
C

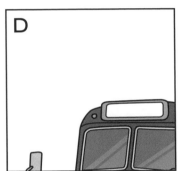
D

解答欄（正しい位置）

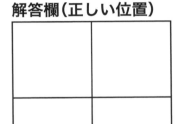

〈やっこだこ〉

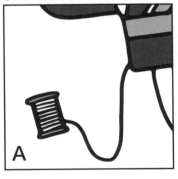
A

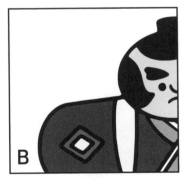
B

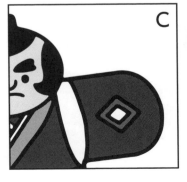
C

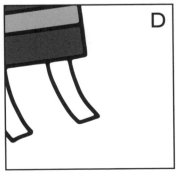
D

解答欄（正しい位置）

答え ▶ P.98

5 ブロック分割 〜昭和の流行語〜

● リストの言葉が1つのブロックになるように、マスを線で区切るパズルです。
  それぞれの言葉の字は、ブロック内でバラバラに並んでいます。

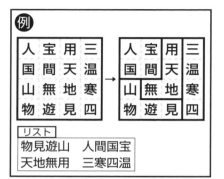

例

リスト
物見遊山　人間国宝
天地無用　三寒四温

リスト

ハウスマヌカン　ワンマン　三種の神器
地球は青かった　サマータイム法
ハッスル　八頭身　文化住宅　核家族
無責任時代　街頭テレビ　歩行者天国
お呼びでない　普通選挙　ロカビリー
モーレツ社員　朝シャン　斜陽族
鼻血ブー　竹の子族　わけわかめ

ス	ッ	ハ	子	か	わ	青	は	地	ロ
族	ル	竹	の	め	け	っ	か	球	カ
家	天	国	族	挙	わ	た	シ	朝	ビ
核	者	ブ	ー	選	通	普	ャ	ン	リ
歩	行	血	鼻	い	な	で	び	街	ー
モ	ー	レ	の	神	器	身	呼	ビ	頭
無	任	ツ	社	種	サ	頭	お	レ	テ
責	時	代	員	三	マ	八	化	住	宅
マ	ヌ	カ	ン	斜	ー	ム	文	マ	ン
ス	ウ	ハ	族	陽	タ	イ	法	ワ	ン

答え ▶ P.99

6 そろばんパズル

● そろばんの絵を見て、計算の答えを数字で書きましょう。数字をメモして計算してもOKです。

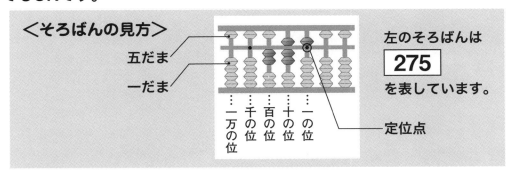

＜そろばんの見方＞

五だま

一だま

一万の位　千の位　百の位　十の位　一の位

定位点

左のそろばんは **275** を表しています。

1 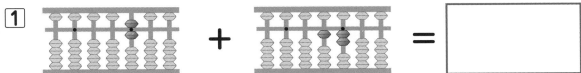 ＋ ＝

2 ＋ ＝

3 － ＝

4 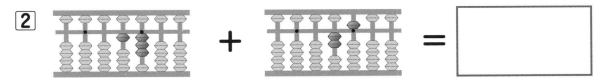 ＋ ＝

5 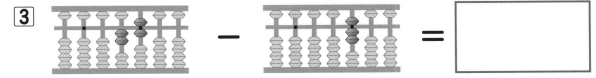 － ＝

6 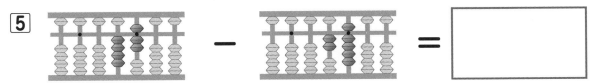 × ＝

7 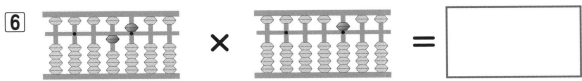 ÷ ＝

7 昭和のファッションパズル

月　日　時間　分　秒　正答数 /8

●昭和に流行したファッションです。言葉をリストから選んで書きましょう。

1 『VAN』がブームの火付け役。ボタンダウンシャツ、ブレザー、ローファーの男性ファッション（昭和40年代）

2 大工さんがはくニッカポッカのように、太もも部が極端に広く裾が細いズボン、○○○○（昭和50年代）

3 全国的にブームとなった、清楚なお嬢様ルック「横浜トラディショナル」。通称○○○○（昭和50年代）

4 エルヴィス・プレスリーの影響で流行したヘアスタイル。昭和50年代の日本ではツッパリの代名詞（昭和20年代）

5 色つきの大きいサングラス。「フィンガー5」のアキラのトレードマークで流行になった（昭和40年代）

6 ひざから裾にかけて広がったズボン。ラッパズボン、ベルボトムと形状が似ている（昭和40年代）

7 長髪にヘアバンド、絞り染めのシャツ、ベルボトムの○○○○スタイルが大流行（昭和40年代）

8 アイドル・松田○○の髪型が日本中で大流行。段カットのサイドを後ろに流すスタイル（昭和50年代）

リスト：パンタロン　リーゼント　ヒッピー　アイビールック　トンボメガネ　ハマトラ　ボンタン　聖子ちゃんカット

12　答え▶ P.99

月　　日

　分　　秒

同じ絵ペア探し▶もちつき

●同じ絵のペアをひと組探して答えましょう。

と

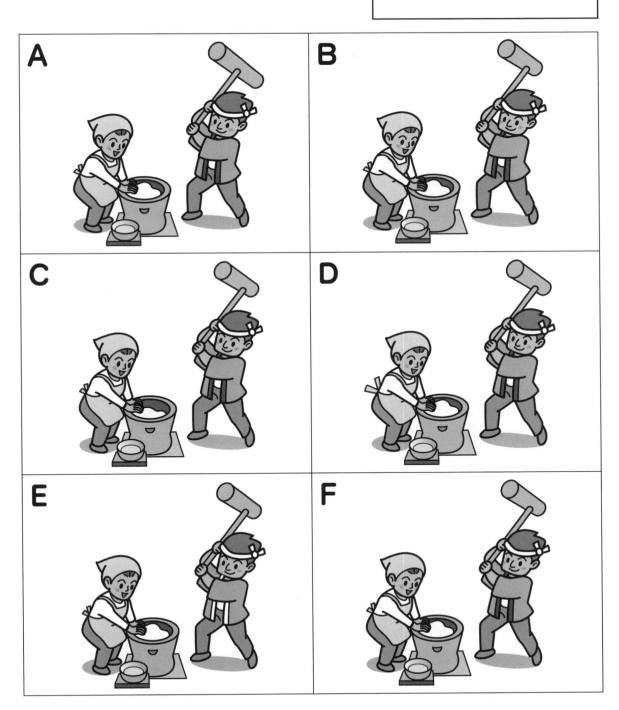

A

B

C

D

E

F

9 コメディアンルーレット

●ある文字から右回りに読むと、コメディアンの名前になります。空いているマスにひらがなを1字ずつ入れましょう。

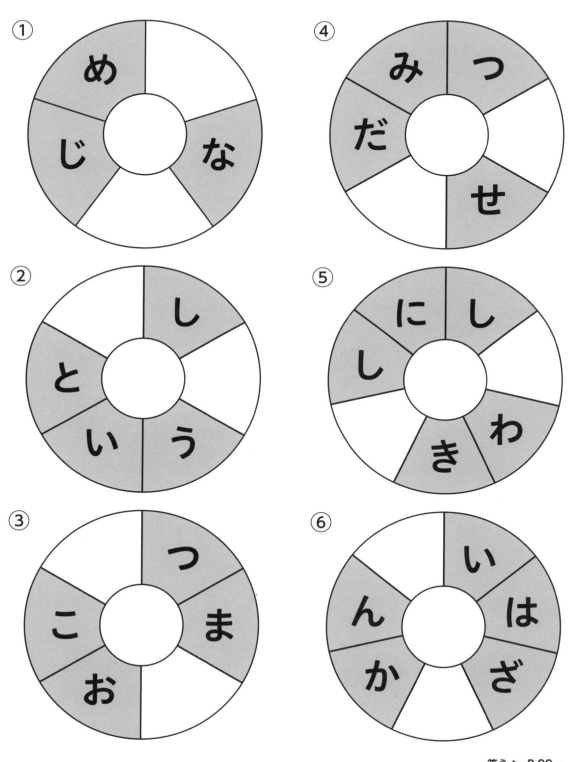

① めじな

② しうといと

③ つまおこ

④ みつせだ

⑤ にしわきし

⑥ いはざかん

答え ▶ P.99

● 上の絵にあてはまらないピース１つを探しましょう。

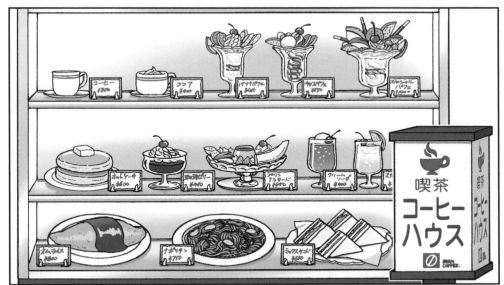

余るピース

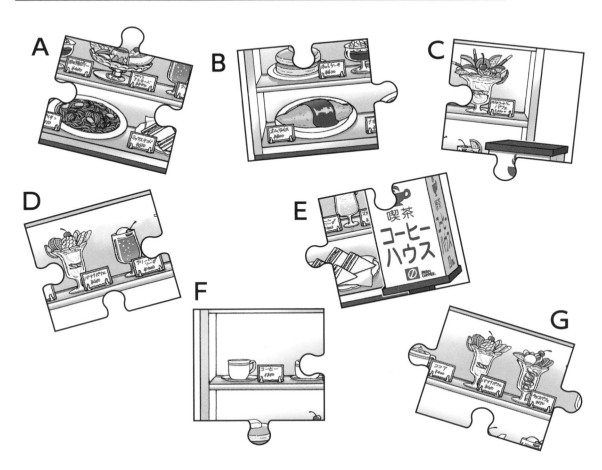

11 線つなぎ▶人気３人組

●昭和の人気３人組のメンバーを線で結び、完成させましょう。

① 郷ひろみ ● ● きた
アイドル「新御三家」(1970年代)

② 山口百恵 ● ● 正司
「花の中三トリオ」、「スター誕生！」(日テレ)

③ 堀内孝雄 ● ● 舟木
フォーク/ニューミュージックのグループ「アリス」

④ 斉木しげる（さいき） ● ● 西城
コントユニット「シティボーイズ」

⑤ 橋　幸夫（ゆきお） ● ● 藤村
昭和歌謡の元祖アイドル「御三家」

⑥ 戸塚睦夫（むつお） ● ● 三波
お笑いグループ「てんぷくトリオ」(1960〜70年代)

⑦ 正司歌江 ● ● 森
音曲漫才トリオ「かしまし娘」

⑧ 伊藤　蘭 ● ● 伊勢（いせ）
アイドルグループ「キャンディーズ」

⑨ 山田パンダ ● ● 谷村
フォークグループ「かぐや姫」

ろう ●	● 西郷輝彦
照枝（てるえ） ●	● 伊東四朗
一夫 ●	● 正司花江（はなえ）
秀樹 ●	● 南こうせつ
美樹 ●	● 田中好子（よしこ）
伸介 ●	● 矢沢　透（とおる）
昌子 ●	● 野口五郎
正三（しょうぞう） ●	● 大竹まこと
新司 ●	● 桜田淳子

答え ▶ P.100

12 仲間はずれ▶水飲み鳥 （頭を下げて水を飲む玩具。昭和40年代に大流行。）

● 下の絵の中に、<u>1つだけ違うもの</u>があります。それを探して〇で囲みましょう。

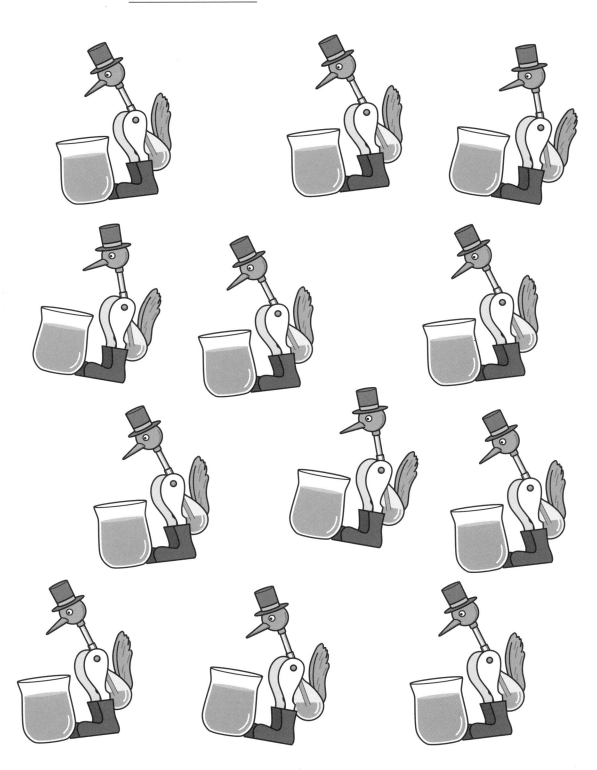

答え▶ P.100

13 　テレビ　お笑い人気番組

●昭和のお笑い番組です。リストから選んで□に言葉や数字を入れましょう。

① 「　　　時だョ！全員集合」

「ザ・ドリフターズ」によるお笑いバラエティ番組（TBS）

② 「お笑い　　　　　　　　」

金ちゃん、良夫さん、六さんが横丁で繰り広げるコメディー（NHK）

③ 「てなもんや三度　　　」

藤田まこと、白木みのるの名コンビが東海道の珍道中を演ずる（朝日放送、TBS）

④ 「巨泉<ruby>きょせん</ruby>・前武<ruby>まえたけ</ruby>　　　　　　　　　90分!」

ギャグバラエティ番組。「アッと驚く為五郎」などの流行語も生まれた（日テレ）

⑤ 「　　　　　　　の漫画」

平日の昼放送で時事風刺コントを扱い、青島幸男や永六輔が脚本を担当（フジ）

⑥ 「欽<ruby>きん</ruby>ちゃんの　　　　　とやってみよう!」

視聴者の投稿に、欽ちゃんがアドリブで返す。ランク付けの「バカウケ」が流行語に（フジ）

⑦ 「オレたち　　　　　　　　族」

ビートたけしのタケちゃんマンと、明石家さんまのブラックデビルは強烈なキャラ（フジ）

⑧ 「　　　　　　　　　　大放送!!」

野口五郎などのアイドルやベテランがお笑いの才能を発揮するコントが人気（日テレ）

リスト

三人組　ドン　カックラキン　ひょうきん
笠　8　おとな　ゲバゲバ

14 昭和のモノブロック分割

● 4種類の昭和のモノ（）が1つずつ入るように、線を引いて全体を5つのブロックに分けましょう。

例 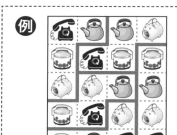　　同じ絵がタテかヨコに並ぶ所は、その間に境界線が入ることをヒントに、全体を5つに区切ります。

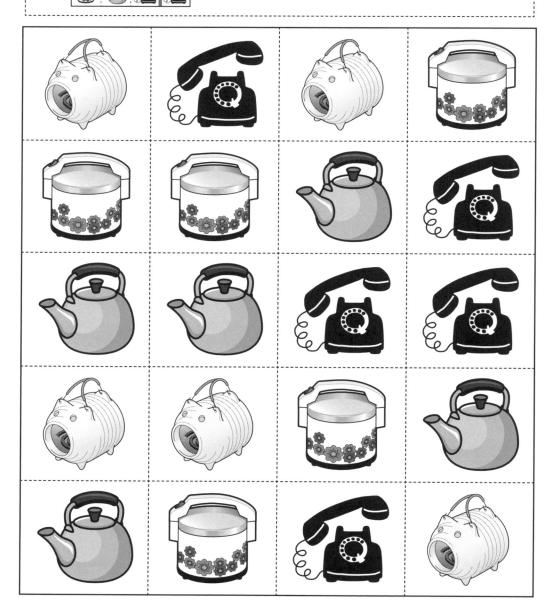

昭和クロスワード

●カギが表す言葉をひらがなで書き、パズルを完成させましょう。

1	2	3	4	5
6				■
	■	7		■
8	9	■	10	11
■	12	13	■	■
14				

タテのカギ

1 『昆虫物語 ○○○○ハッチ』は
　みつばちのハッチが母親をさが
　すテレビアニメ
2 ローマ神話の月の女神
3 「○○○を喫する」はにがい経
　験をすること
4 「淡い初恋消えた日は〜」から
　始まる森昌子のデビュー曲
5 矢沢永吉、ジョニー大倉らの伝
　説のロックバンド
9 体の前で両足首を組んで座り、
　精神統一を行うこと
11 舌打ちの音
13 位置を表す経度と○○

ヨコのカギ

1 牛乳、卵、砂糖などをまぜてつ
　くる飲み物。昭和の喫茶店ドリ
　ンク
6 ライダーのあこがれ、排気量
　750ccのバイクの俗称
7 お○○参りは一生に一度はして
　みたい。三重県○○市
8 い草などを織った敷物
10「一縷の望み」の「一縷」の読
　みは？
12 2023年の「今年の漢字」
14 ピンク・レディーのヒット曲
　『渚の○○○○○○』

答え ▶ P.101

16 同じ絵探し▶超能力者のスプーン曲げ

● 見本と同じ絵が **2** つあります。探して〇で囲みましょう。

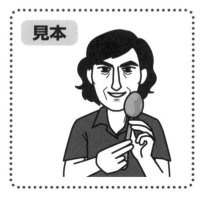

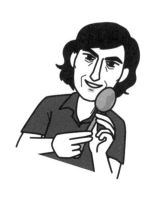

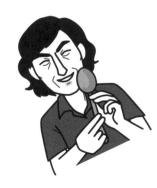

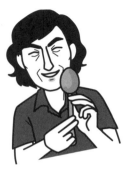

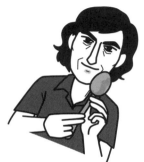

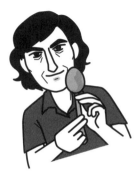

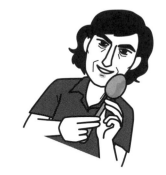

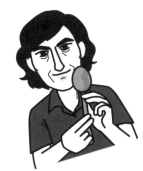

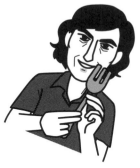

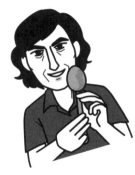

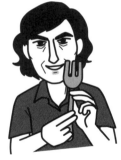

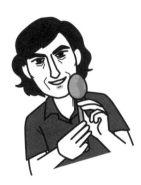

答え ▶ P.102

スポーツシークワーズ

● リストにある昭和のスポーツ選手の名前をタテ・ヨコ・ナナメの８方向から探して、「コマネチ」のように線を引きましょう。使わなかった字を上から下、左から右につなげてできる言葉を下の空欄に書きましょう。

チ	ネ	マ	コ	ペ	レ	オ
雄	ス	子	秀	畑	前	双
茂	リ	ー	吉	ボ	ン	葉
嶋	猪	幸	ル	カ	道	山
長	谷	グ	ピ	ブ	ッ	ア
円	千	ベ	ベ	ア	ー	リ
ク	春	己	直	村	植	ベ

リスト

□アベベ（マラソン）　□アリ（ボクシング）　□※ペレ（サッカー）
□ベーブルース（野球）　□ボルグ（テニス）　□猪谷千春（スキー）
□植村直己（登山家）　□円谷幸吉（マラソン）　□双葉山（相撲）
□長嶋茂雄（野球）　□前畑秀子（水泳）　□力道山（プロレス）

●カッコ内は競技
※「ペレ」は愛称です。

※言葉は右から左、下から上につながることもあります。また、１つの文字を複数の言葉で共有することもあります。

答え ▶ P.102

昭和クイズ　40年頃

●〇にあてはまるものをリストから選んで書きましょう。〇は文字数です。

❶ 時代劇コメディ『てなもんや三度笠』で藤田まことが菓子を手に言う
「〇〇〇〇〇のクラッカー」は、令和の時代も販売中。

❷ のちに大河ドラマと呼ばれるNHKの時代劇が昭和38年放送開始。第
1作は江戸幕府大老〇〇〇〇を描いた『花の生涯』。

❸ 昭和38年日本最大級のダムが完成。〇〇〇〇は、
世紀の大事業として映画にもなり、語り継がれている。

❹ 昭和38年にアメリカで坂本九の『SUKIYAKI』が大ヒット。
本来の曲名は『〇〇〇〇〇歩こう』。

❺ 昭和40年頃、ロックなどの音楽に合わせて、
体を激しく動かして踊る〇〇〇〇ダンスがブームに。

❻ 昭和41年の干支は〇〇〇〇〇。この干支生まれの女性
は男性を不幸にするという俗説があり、出生数は極端に減少。

❼ 昭和20年の戦後、約7200万人だった日本の人口が
昭和42年に〇〇人を突破し、世界第7位となった。

❽ 昭和40年代にニッポン放送の「オールナイト〇〇〇〇」など
ラジオの深夜番組が始まる。笑福亭鶴光などがパーソナリティを務めた。

リスト

ひのえうま　　井伊直弼（いいなおすけ）　　ゴーゴー　　ニッポン
1億　　上を向いて　　あたり前田　　黒部ダム

月　日

時間　分　秒　正答数
/5

ヒット曲パズル

● 昭和20〜30年代ヒット曲のタイトルの文字がバラバラに並んでいます。正しく並べて曲名を完成させましょう。

① ザ・ピーナッツ

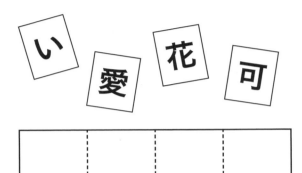

② 越路吹雪

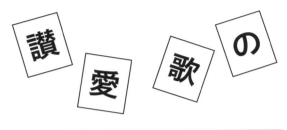

③ 平尾昌晃

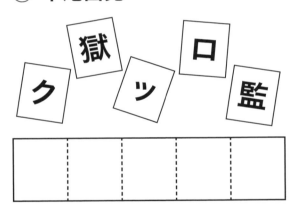

④ 水原弘

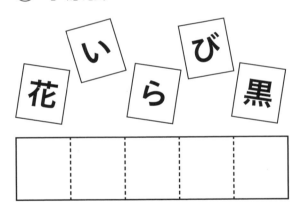

⑤ スリー・キャッツ

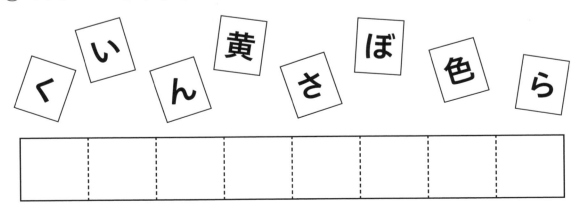

答え ▶ P.102

20 昭和の名作スケルトン

●マスの数をヒントに、あてはまる作品名をリストから選んで入れましょう。重なったマスには同じ字が入ります。

リスト

2文字 こと（古都／川端康成）　こい（鯉／井伏鱒二）　かぎ（鍵／谷崎潤一郎）

3文字 かこう（河口／井上靖）　のれん（暖簾／山崎豊子）　おはん（宇野千代）

4文字 うきぐも（浮雲／林芙美子）　ひのとり（火の鳥／手塚治虫）

ききょう（帰郷／大佛次郎）

5文字 きんかくじ（金閣寺／三島由紀夫）　ひょうてん（氷点／三浦綾子）

てんとせん（点と線／松本清張）　てんとちと（天と地と／海音寺潮五郎）

7文字 いちげんのこと（一絃の琴／宮尾登美子）　こうこつのひと（恍惚の人／有吉佐和子）

きょじんのほし（巨人の星／原作：梶原一騎、作画（著）：川崎のぼる）

●カッコ内は作品の漢字と作者。解答には使用しません。

21 ことわざリレー

● リストから漢字を選びマスに入れましょう。矢印でつながったマスには、同じ
　字を入れます。

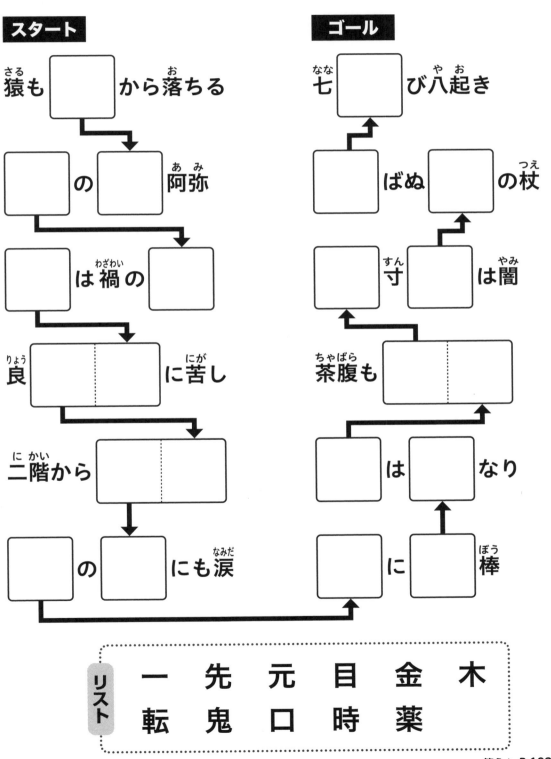

スタート

猿も□から落ちる

□の□阿弥

□は禍の□

良□□に苦し

二階から□□

□の□にも涙

ゴール

七□び八起き

□ばぬ□の杖

□寸□は闇

茶腹も□□

□は□なり

□に□棒

リスト

一　先　元　目　金　木
転　鬼　口　時　薬

22 昭和の大スターパズル

●昭和の大スターです。リストから選んで□に字を書きましょう。

① アントニオ[いの]□[き]木
プロレスラー。ビンタで闘魂注入！

② 植木[ひとし]□
俳優・歌手。『無責任シリーズ』がヒット

③ 森繁[もりしげ][ひさ]□[や]彌
俳優・歌手。『知床旅情』を作詞作曲

④ 松任谷[まっとうや][ゆ][み]□
シンガーソングライター。愛称は「ユーミン」

⑤ 柳家[やなぎや][こ]□
落語家。5代目。落語界初の人間国宝

⑥ 王[おう][さだ]□[はる]治
プロ野球選手。一本足打法で有名

⑦ [お]□崎将司[ざきまさし]
プロゴルファー。愛称は「ジャンボ○崎」

⑧ [なつ]□目雅子[めまさこ]
俳優。ドラマ『西遊記』に出演

⑨ ミヤコ[ちょう][ちょう]□
漫才師・俳優。夫婦漫才の先駆者

⑩ [た][ばた]□義夫[よしお]
歌手。ヒット曲は『かえり船』

⑪ 三波[みなみ][はる]□夫[お]
歌手。『チャンチキおけさ』など

⑫ 藤山[ふじやま][かん][び]□
俳優。「あほの寛ちゃん」

リスト
由実　貞　夏　田端　等　寛美
蝶々　小さん　猪　久　尾　春

答え ▶ P.103

23 漢字絵▶フィルム映写機

● 「フイルム映写機」以外の字が6つまざっています。それを探して○で囲みましょう。

間違い　**6か所**

フフフフフフフフフフフフフフフフフフフフフフフフフ
　イ　　イ　　イ　　イ　　イ　　イ　　イ
　　ル　　ル　　ル　　ル　　ル　　ハ　　ル
ムムムムムムムムムムムムムムムムムムムムムムムム

```
                    映映映映映
                   映    映    映
                  映  映  映  映  映
                 映      映映映      映
                映映映映映映映映映      映映映映映
                映      映映映    映  映    映    映
                映    映    映    映映  映    映    映
                 映      映    映    映      央映映
                  映映映映映    映映映映映映映映
映                              映      映映映      映
　映映        写写写                                映
　　映映      写写写写    写写写写写    映  映  映  映
映    映    写写写写写  写写写写写写写写写写写  映  映
　映映    写写写写写写写写写写写写写写写写写写写    映
　　映映    写写写写写写写写写写写写写写写写写    映映映映映
　　　映    写写写与写写写写写写写写写写写写写写
　映  映    写写写写写写写写写写写写写写写写写写写
映    映    写写写写写写写写写写写写写写写写写写写
　　　映    写写写写写写写写写写写写写写写写写写
　　映映    写写写写写写写写写写写写写写写写写写ワ写写写
　　映映    写写写写写写写写写写写写写写写写写写写
映      映  写写写写    写写写写写写写写写写写写写写
　　映映    写写写    写写写写写写写写写写写写写写写
　映映      写写写        機機機機
　映映                  機機機機
映                      機機機機
                        機機
                       機機機機
                      機機機機機機
                     機機  機機  機機
                    機機    機木    機機
                     機      機機      機
                    機機    機機    機機
                   機機    機機      機機
                  機機    機機        機機
                 機機    機機          機機
```

フフフフフフフラフフフフフフフフフフフフフフフフフフフフフフフ
　イ　　イ　　イ　　イ　　イ　　イ　　イ　　イ　　イ　　イ
　　ル　　ル　　ル　　ル　　ル　　ル　　ル　　ル　　ル　　ル
ムムムムムムムムムムムムムムムムムムムムムムムムムムムムムムムム

答え▶ P.103

24 ヒット曲ペアマッチ

●ヒット曲の曲名が前後2つに分かれています。8つのペアを完成させましょう。

涙の

身をまかせ

警部

日まで

たいやきくん

マーチ

三百六十五歩の

たそがれ

リクエスト

また逢う

帰って来た

ペッパー

およげ！

よこはま・

ヨッパライ

時の流れに

月　日

テレビ　昭和の子ども番組

●着ぐるみや操り人形、マスコットキャラクターなどが人気になり、グッズ販売がされることも。あてはまる子ども番組をリストから選んで書きましょう。

1 河童のカータンと○ン○ン○ン体操、おもちゃの木が大人気。番組で歌われる歌は、阿久悠や小林亜星など一流の音楽家が担当。
（フジ　昭和41〜57年）

ママと

2 原作者の一人は井上ひさし。漂流する島が舞台の人形劇。先生や子ども、海賊や大統領なる面々が、行き着いた国々で騒動を巻き起こす。
（NHK　昭和39〜44年）

島

3 原作は石ノ森章太郎。「変身！」とさけんで変身ポーズをする「ごっこ遊び」が子どもたちに大流行した。藤岡弘が1号を演じた。
（テレ朝　昭和46〜48年）

4 現在も続く、親子で楽しむ長寿番組。開始数年後から歌や体操などのコーナーが定着。田中星児、水木一郎などが歌のお兄さんを務めた。（NHK　昭和34年〜）

といっしょ

5 小学4年生のケンちゃんのおうちは○○○屋さん。小さな騒動を起こしながらも、やさしい妹思いのお兄ちゃん。『ケンちゃんシリーズ』4作目。（TBS　昭和47〜48年）

6 円谷プロダクションの特撮技術で巨大変身ヒーローが誕生。宇宙恐竜ゼットン、宇宙忍者バルタン星人などさまざまな敵から地球を守る。（TBS　昭和41〜42年）

リスト
仮面ライダー　ウルトラマン　ケーキ屋ケンちゃん
ひょっこりひょうたん　　おかあさん
あそぼう！ピンポンパン

答え ▶ P.104

26 ブロック分割 〜昭和の出来事〜

● リストの言葉が1つのブロックになるように、マスを線で区切るパズルです。
それぞれの言葉の字は、ブロック内でバラバラに並んでいます。

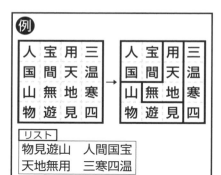

例

リスト
物見遊山　人間国宝
天地無用　三寒四温

リスト

ベルリン五輪　南極越冬隊　消費税導入
ツイッギー来日　大学共通一次試験
ベビーブーム　東京タワー完成
ビートルズ来日　バブル景気　集団就職
関門トンネル開通　大阪万博
青函トンネル開通　一円硬貨発行
いざなぎ景気　東海道新幹線開業

貨	関	ト	ン	ネ	ル	博	大	ブ	一
硬	門	東	海	通	開	万	阪	一	ビ
円	発	新	道	導	入	消	隊	ム	ベ
一	行	幹	線	ツ	イ	費	冬	越	南
バ	ブ	景	開	業	ッ	税	通	開	極
ル	気	タ	ワ	東	ギ	ー	ン	ル	青
ベ	集	団	一	京	日	来	ト	ネ	函
ル	就	完	成	気	次	一	共	試	験
リ	職	ぎ	な	景	来	日	通	学	大
ン	五	輪	ざ	い	ズ	ル	ト	ー	ビ

月　日

時間　分　秒

そろばんパズル

● そろばんの絵を見て、計算の答えを数字で書きましょう。数字をメモして計算
してもOKです。そろばんの見方は11ページ。

1 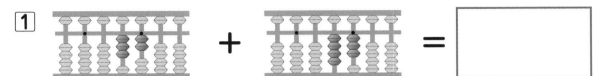 ＝

2 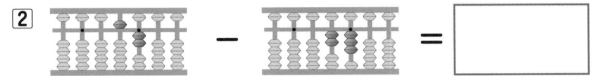 ＝

3 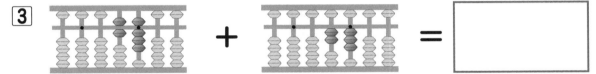 ＝

4 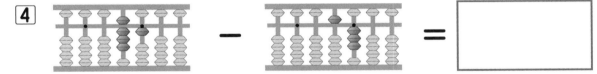 ＝

5 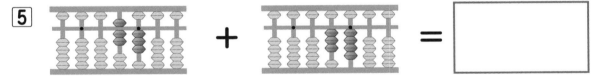 ＝

6 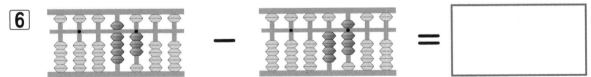 ＝

7 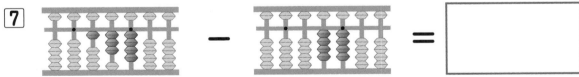 ＝

8 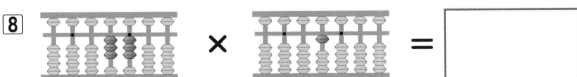 ＝

9 ＝

答え ▶ P.104

テレビ 人気ドラマ

● 昭和の人気ドラマです。リストから選んで□に言葉を入れましょう。

① 「　　　　　　　　　　」
警察官を志す水前寺清子演ずる娘が人情に支えられながら育つホームドラマ（TBS）

② 「ふぞろいの　　　　　　たち」
オープニング映像の林檎が記憶に残る、山田太一脚本の青春ドラマ（TBS）

③ 「積木　　　　　　　」
俳優穂積隆信の非行に走った娘と両親の凄（すさ）まじい闘いを描く、実話のドラマ化（TBS）

④ 「　　　　　　　　さん」
宇宙からきたお手伝いさんが、困ったことを魔法で解決。九重佑三子などが演じた（TBS）

⑤ 「池中　　　　　　80 キロ」
主演の西田敏行が歌う主題歌「もしもピアノが弾けたなら」も大ヒット（日テレ）

⑥ 「　　　　　　　の妻たちへ」
東京郊外に住む夫婦3組の不倫や浮気などを描く。「金妻」は流行語に（TBS）

⑦ 「　　　　　　青春」
村野武範主演の学園ドラマ。主題歌は青い三角定規の「太陽がくれた季節」（日テレ）

⑧ 「　　　　　　の芝生」
脚本家橋田壽賀子が嫁姑問題を描き、視聴者を二分する論争を巻き起こした（NHK）

リスト

コメット　　金曜日　　林檎（りんご）　　飛び出せ！
となり　　玄太（げんた）　　くずし　　ありがとう

29 昭和クロスワード

● カギが表す言葉をひらがなで書き、パズルを完成させましょう。

1	2		3	4	
5		■	6		■
	■	7			8
9	10		■	11	
12				■	
	■		■	13	

タテのカギ

1 「後ろの正面だあれ♪」でオニが自分の後ろの人を当てる遊び

2 8 ○○フィルムを使った 8 ○○カメラ

3 山本リンダ『どうにもとまらない』の歌いだしの言葉は○○○

4 世界初の宇宙での○○○○活動を行ったのはソ連

7 輪にしたひもを指や手首にかけて川や橋をつくる

8 音楽室に必ずあった「足踏み○○○○」

10 子どもがみんな持ってた「スーパーカー消し○○」

ヨコのカギ

1 膨らませると赤白緑黄青の球

5 『太陽にほえろ！』の竜雷太が演じる刑事のあだ名「○○さん」

6 ○○ちゃんと言えば、王さん？

7 小学校の夏休みの宿題、○○○○の観察日記

9 今でも口ずさめる童謡『お猿の○○○』

11 炒りごまは鍋でごまを○○

12 ゴムに足をかけたり、ジャンプしたり…

13 就職活動のスーツの色は黒か○○色が一般的

答え ▶ P.105

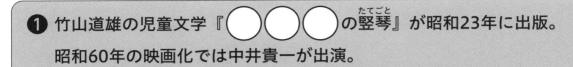

●〇にあてはまるものをリストから選んで書きましょう。〇は文字数です。

❶ 竹山道雄の児童文学『〇〇〇の竪琴（たてごと）』が昭和23年に出版。
昭和60年の映画化では中井貴一が出演。

❷ それまで貿易は品物ごとに違う為替（かわせ）レートが設定されていたが、昭和24〜46年は、1ドル＝〇〇〇円に統一された。

❸ 昭和24年、〇〇〇〇が日本人初のノーベル賞！
中間子論で物理学賞を受賞し、日本中を熱狂させた。

❹ 昭和25年、巨人の藤本英雄投手がパイレーツ戦で、プロ野球初の1人もランナーを出さず、完投勝利する〇〇試合を成し遂げる。

❺ 昭和25年、京都の国宝・〇〇寺が放火で焼失。正式名称は鹿苑（ろくおん）寺。小説『〇〇寺』は三島由紀夫の代表作の一つ。

❻ 芥川龍之介原作、黒澤明監督の映画『〇〇〇』。
昭和25年に公開、翌年ベネチア国際映画祭で金獅子賞を受賞。

❼ 初めての〇〇〇円札が、昭和26年に発行された。
表面は岩倉具視（ともみ）の肖像、裏面は富士山が描かれていた。

❽ 「ママの味」で知られる不二家の「〇〇〇〇」が銀座店で昭和26年販売開始。その後全国で売られ、大ヒット商品に。

リスト			
羅生門	500	湯川秀樹	完全
360	ビルマ	ミルキー	金閣

31 外国映画ペアマッチ

●昭和時代の外国映画名が前後2つに分かれています。8つのペアを完成させましょう。

サイド物語　　燃えよ　　朝食を

サウンド・オブ・

2001年　　惑星　　ある愛の

ウエスト・　　ゴッド

ティファニーで　　ドラゴン

詩　　ミュージック

ファーザー　　宇宙の旅　　猿の

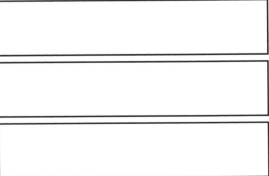

答え ▶ P.105

32 俳優シークワーズ

●リストにある昭和の映画やドラマで活躍した俳優の名前をタテ・ヨコ・ナナメの８方向から探して、「阪東妻三郎」のように線を引きましょう。使わなかった字を上から下、左から右につなげてできる言葉を下の空欄に書きましょう。

阪	東	妻	三	郎	太	新	勝	二
啓	枚	船	太	地	子	春	村	杉
谷	敏	連	喜	文	節	謙	辺	渡
郎	國	和	尾	千	原	岸	目	仲
三	子	若	葉	上	惠	菅	代	茂
十	役	真	者	子	作	達	絹	知
丹	一	健	原	萩	矢	優	中	天
伊	倉	鶴	田	浩	二	啓	田	佐
高	峰	秀	子	蔵	雷	川	市	松

リスト

□高峰秀子(二十四の瞳)　□高倉健(八甲田山)　□萩原健一(恋文)　□渡辺謙(独眼竜政宗)
□伊丹十三(細雪)　□勝新太郎(座頭市物語)　□上原謙(めし)　□菅原文太(トラック野郎)
□三國連太郎(利休)　□鶴田浩二(男たちの旅路)　□仲代達矢(影武者)
□田中絹代(楢山節考)　□市川雷蔵(炎上)　□佐田啓二(花の生涯)　□三船敏郎(用心棒)
□若尾文子(新・平家物語)　□千葉真一(キイハンター)　□岸惠子(おとうと)
□原節子(青い山脈)　□太地喜和子(白い巨塔)　□松田優作(人間の証明)　□杉村春子(東京物語)
□天知茂(江戸川乱歩の美女シリーズ)　□谷啓(釣りバカ日誌)　●カッコ内は代表作

※言葉は右から左、下から上につながることもあります。また、１つの文字を複数の言葉で共有することもあります。

33 昭和の大スターパズル

●昭和の大スターです。リストから選んで□に字を書きましょう。

① 古賀<ruby>正<rt>まさ</rt></ruby>□<ruby>男<rt>お</rt></ruby>
作曲家。『柔』（美空ひばり）など

② 林家<ruby>三<rt>さん</rt></ruby>□<ruby>平<rt>ぺい</rt></ruby>
落語家。初代。「リズム落語」で人気

③ □<ruby>船<rt>ふな</rt></ruby>木一夫
歌手。『高校三年生』でデビュー

④ 山口小□子
元祖・日本のスーパーモデル

⑤ 山下□□
柔道家。当時史上最年少で日本一に

⑥ □村けん
コメディアン。『バカ殿様』などで人気

⑦ 北の□
第55代横綱。史上最年少で昇進

⑧ 中島□□
シンガーソングライター。『時代』など

⑨ □寛寿郎
俳優。『鞍馬天狗シリーズ』に出演

⑩ 榎本□一
俳優。喜劇王「エノケン」

⑪ □千恵子
俳優。『男はつらいよ』などに出演

⑫ いしだ□□
歌手・俳優。『ブルー・ライト・ヨコハマ』

リスト　泰裕　あゆみ　嵐　夜　倍賞　志　政　みゆき　健　三平　湖　舟

答え ▶ P.106

39

月　日

時間　　分　　秒

テレビ 昭和のクイズ番組

● 司会者の決め台詞、一般参加者が高額賞金を獲得するなど、お茶の間が盛り上がりました。あてはまる番組をリストから選んで書きましょう。

1 初代司会は大橋巨泉。参加者が倍率のついた解答者に賭けて得点を競う。はらたいら、竹下景子などの解答者が人気を集めた。
（TBS　昭和51年〜平成4年）

2 曲の出だしを聴いて早押しで当てるイントロクイズの元祖。ウルトライントロなどイントロが短いほど得点が高くなるクイズが山場。司会は高島忠夫。（フジ　昭和51 〜 63年）

クイズ

3 100人に聞いたアンケート結果がクイズの問題になり、クイズ解答者の答えがアンケート回答にあれば正解。「ある！ある！」の声援が飛んだ。（TBS　昭和54年〜平成4年）

クイズ

4 クイズで勝ち残りアメリカを西海岸から東海岸のニューヨークまで横断する。「知力、体力、時の運」が合言葉。初代司会は福留功男。
（日テレ　昭和52年〜平成4年）

5 紅白の組に分かれ、キャプテンの単語によるヒントでメンバーが解答。当意即妙なヒントや思わず笑ってしまう解答が視聴者に人気だった。（NHK　昭和44年〜平成3年）

6 解答席が上に上がり、そこで1分間に12問、5秒ごとに出題される問題に解答する。反射神経と冷静さが試される。初代司会は田宮二郎。
（テレ朝　昭和44 〜 61年）

クイズ

リスト
連想ゲーム　　アメリカ横断ウルトラクイズ
100人に聞きました　　ドレミファドン！
クイズダービー　　タイムショック

答え ▶ P.106

35 そろばんパズル

月　日　　時間　分：秒　正答数 ／9

● そろばんの絵を見て、計算の答えを数字で書きましょう。数字をメモして計算
してもOKです。そろばんの見方は11ページ。

1 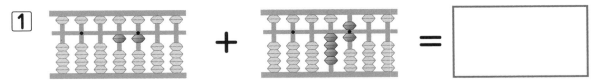 ＝

2 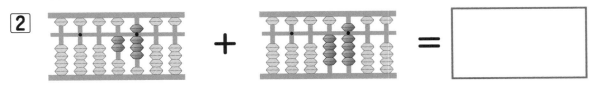 ＝

3 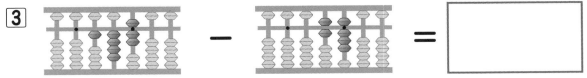 ＝

4 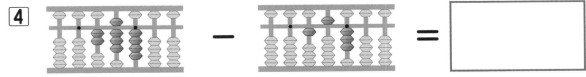 ＝

5 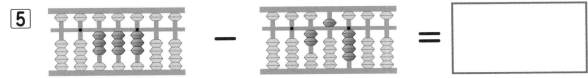 ＝

6 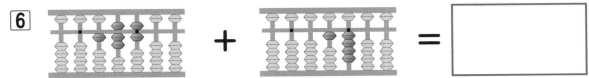 ＝

7 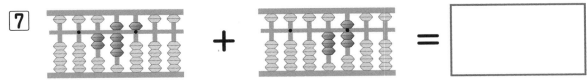 ＝

8 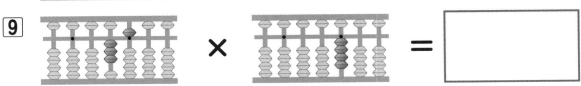 ＝

9 ＝

答え ▶ P.106

時間　　分　　秒

正答数　/10

36 ヒット曲パズル

●昭和50〜60年代にヒットした曲です。リストから選んで□に文字を書きましょう。

① 『 □んでイスタンブール』 庄野真代

② 『年下の □の子』 キャンディーズ

③ 『シクラメンのか □り』 布施明

④ 『 □女A』 中森明菜

⑤ 『 □のヨーコ・ヨコハマ・ヨコスカ』
　　ダウン・タウン・ブギウギ・バンド

⑥ 『22才の □れ』 風

⑦ 『「いちご □書」をもう □度』 バンバン

⑧ 『さざんかの □』 大川栄策

⑨ 『 □切の渡し』 細川たかし

⑩ 『 □つわ』 あみん

リスト

飛	白	少	別	待	港
宿	男	矢	ほ	一	

37 昭和クイズ　30年頃

●〇にあてはまるものをリストから選んで書きましょう。〇は文字数です。

❶ ビビアン・リー主演の映画『〇〇〇〇去りぬ』が米国で完成後13年を経て、昭和27年に日本初公開。

❷ 昭和28年2月1日、NHKが〇〇〇の本放送を開始。街頭に〇〇〇が設置され、プロレス中継の際には黒山の人だかりができた。

❸ 1円未満の通貨、〇と厘（りん）が、昭和28年12月31日限りで使用できなくなった。1〇は1円の100分の1、1厘（りん）は1〇の10分の1。

❹ 大リーグ強打者、ジョー・ディマジオと新婚旅行の途中、昭和29年2月1日、〇〇〇〇・モンローが来日。

❺ 白髪まじりの男性を指す「ロマンス・〇〇〇」は昭和29年の流行語。ソニーの設立者、盛田昭夫が考案。

❻ 昭和30年、戦後の名車と呼ばれる初代トヨペット・〇〇〇〇が発売。「いつかは〇〇〇〇」がキャッチコピー。

❼ 昭和30年、東京・水道橋に〇〇〇ゆうえんちが開場。当時はめずらしかったジェットコースターがお目見え！

❽ 小学生の探偵、金田正太郎が操るロボット『〇〇28号』（横山光輝作）が昭和31年連載開始。『鉄腕アトム』と人気を競った。

リスト　　銭（せん）　　グレー　　クラウン　　風と共に
マリリン　　テレビ　　鉄人　　後楽園

答え ▶ P.106

38 昭和のモノブロック分割

● 4種類の昭和のモノ（ ）が1つずつ入るように、線を引いて全体を5つのブロックに分けましょう。

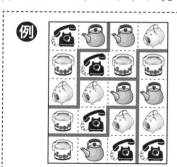

例

同じ絵がタテかヨコに並ぶ所は、その間に境界線が入ることをヒントに、全体を5つに区切ります。

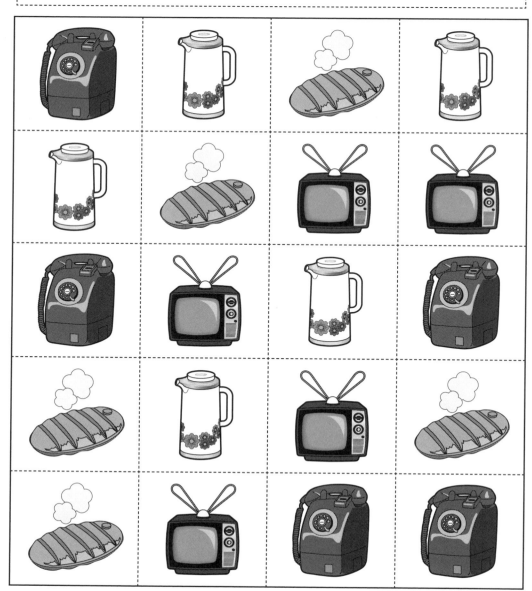

答え ▶ P.106

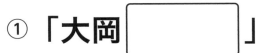

テレビ **人気時代劇**

●昭和の時代劇です。リストから選んで□に言葉を入れましょう。

① 「大岡 [　　　]」

江戸時代の実在の人物が主人公。「大岡裁き」が人気を博した（TBS）

② 「[　　　] 黄門」

「静まれ、静まれい……この紋所が目に入らぬか！」が決め台詞（TBS）

③ 「桃太郎 [　　]」

普段は桃の家紋の着流しの浪人が、数え歌を歌いながら悪人を成敗（日テレ）

④ 「[　　　] 捕物帳」

江戸を舞台に、杉良太郎演じる駒形の親分が難事件に立ち向かう（日テレ）

⑤ 「必殺 [　　　] 人」

中村主水を中心とした闇稼業人の活躍を描く必殺シリーズのひとつ（テレ朝）

⑥ 「[　　　] 将軍」

8代将軍徳川吉宗が庶民にまぎれ悪を斬る、25年続いた人気時代劇（テレ朝）

⑦ 「[　　　] の金さん」

江戸町奉行の身分を隠し、悪人を捕まえる金さん。歴代の名優が演じた（テレ朝）

⑧ 「ご存知 [　　] ねずみ小僧」

昼は三味線師匠、夜は○ねずみ小僧。小川真由美主演の痛快時代劇（フジ）

リスト

新五　　女　　越前　　暴れん坊　　遠山

仕事　　侍　　水戸

40 イラスト間違い探し ラジカセ

時間 ⬚分 ⬚秒　正答数 ／7

●下の絵には7か所、上と異なる部分があります。それを探して〇で囲みましょう。

正 昭和50年代からラジカセが流行。レコードやテレビから音楽を
カセットテープに録音していた。

間違い
7か所

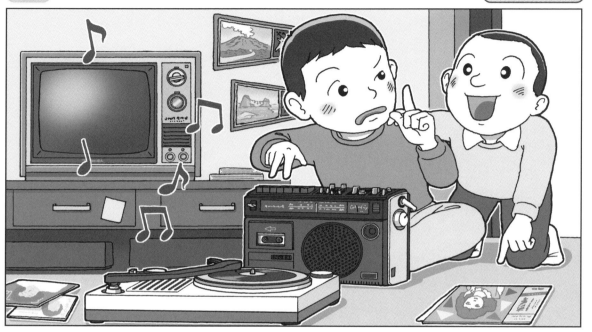

誤

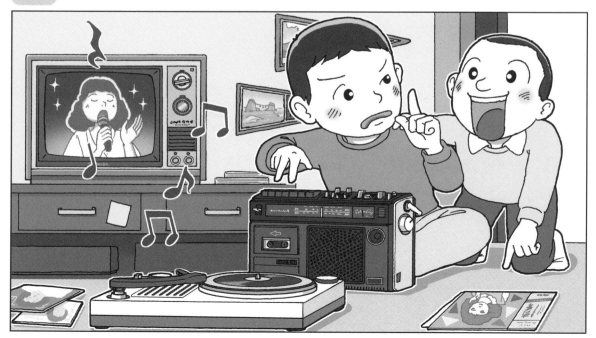

答え ▶ P.107

41 歌手シークワーズ

● リストにある昭和の流行曲で知られる歌手やグループ名をタテ・ヨコ・ナナメの8方向から探して、「山口百恵」のように線を引きましょう。使わなかった字を上から下、左から右につなげてできる言葉を下の空欄に書きましょう。

山	口	百	恵	夫	紀	澪	樹	高
二	小	林	幸	子	早	正	秀	水
真	研	橋	聖	歌	田	豊	城	陽
田	謡	田	曲	上	保	崎	西	上
原	松	弓	沢	全	久	尾	一	井
俊	村	真	盛	野	雅	夢	進	畑
彦	和	輪	口	期	菜	明	森	中
人	子	五	渡	辺	美	里	杏	葉
狩	郎	一	羽	鳥	夫	昌	千	子

リスト

□千昌夫　□小林幸子　□沢田研二　□松村和子　□杏子
□久保田早紀　□井上陽水　□尾崎豊　□中森明菜　□狩人
□原田真二　□畑中葉子　□橋幸夫　□高樹澪（たかきみお）　□森進一
□渡辺美里　□杏里　□田原俊彦　□鳥羽一郎　□西城秀樹
□松田聖子　□上田正樹　□五輪真弓　□野口五郎　□雅夢（がむ）

※言葉は右から左、下から上につながることもあります。また、1つの文字を複数の言葉で共有することもあります。

答え ▶ P.107

時間　　分　　秒

正答数
/11

42 ことわざリレー

● リストから漢字を選びマスに入れましょう。矢印でつながったマスには、同じ字を入れます。

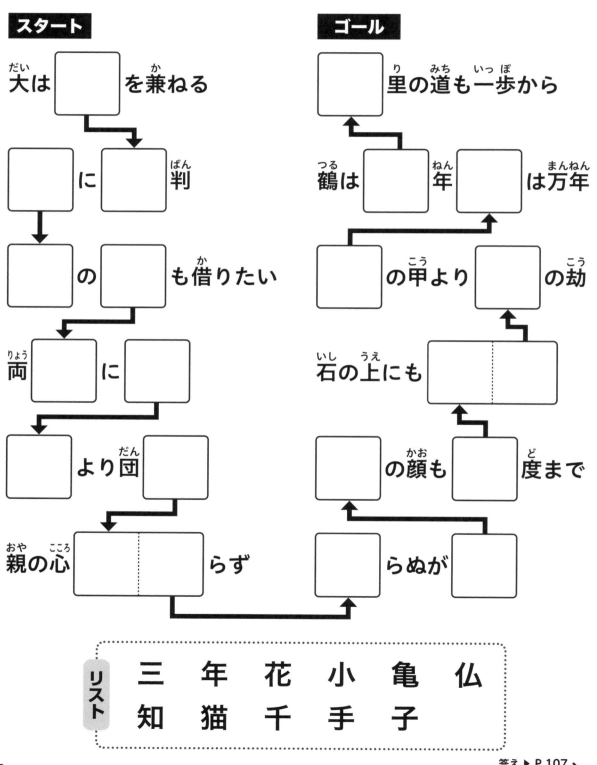

スタート

大は□を兼ねる

□に□判

□の□も借りたい

両□に□

□より団□

親の心□□らず

ゴール

□里の道も一歩から

鶴は□年□は万年

□の甲より□の劫

石の上にも□□

□の顔も□度まで

□らぬが□

リスト　三　年　花　小　亀　仏　知　猫　千　手　子

答え ▶ P.107

43 流行ペアマッチ

● 昭和に流行した言葉や出来事が前後２つに分かれています。８つのペアを完成させましょう。

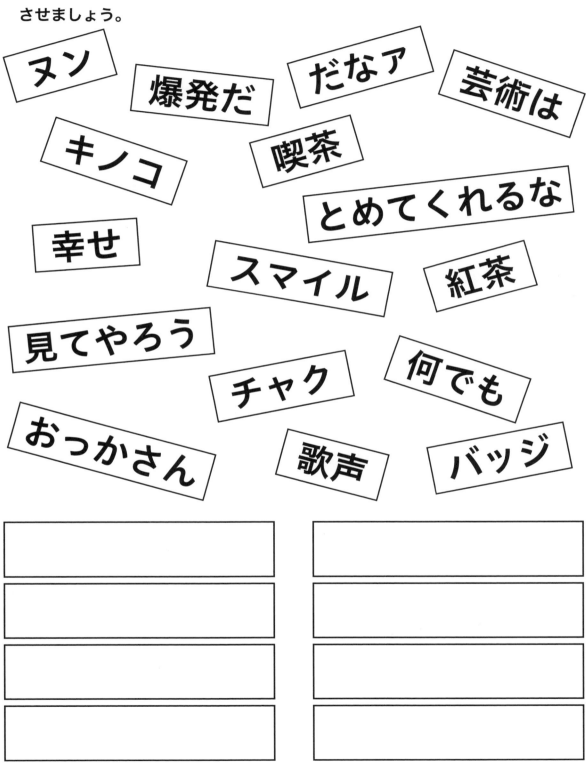

ヌン

爆発だ

だなア

芸術は

キノコ

喫茶

とめてくれるな

幸せ

スマイル

紅茶

見てやろう

チャク

何でも

おっかさん

歌声

バッジ

答え ▶ P.108

ヒット曲パズル

● 昭和40年代ヒット曲のタイトルの文字がバラバラに並んでいます。正しく並べて曲名を完成させましょう。

① ピンキーとキラーズ

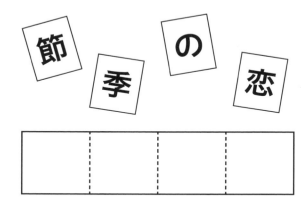

② ヒデとロザンナ

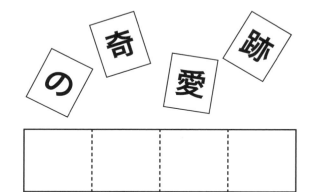

③ 美空ひばり

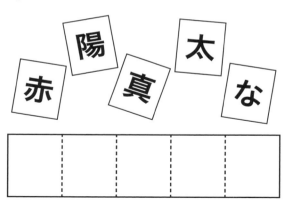

④ 殿さまキングス

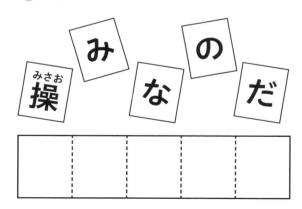

⑤ 麻丘めぐみ

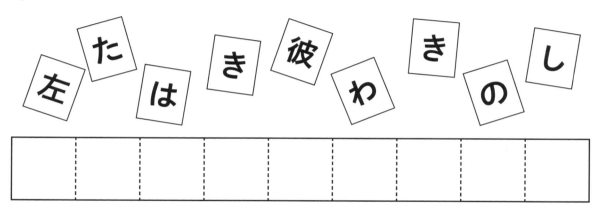

答え ▶ P.108

45 昭和クイズ　35年頃

●〇にあてはまるものをリストから選んで書きましょう。〇は文字数です。

❶ アメリカのテレビドラマ『名犬〇〇〇〇』が大人気。
日本中が飼い主を窮地から救う、賢く心優しいコリー犬のとりこに。

❷ 昭和33年3月3日富士重工が丸いフォルムが特徴の軽自動車スバル
360を発売。愛称は「〇〇〇〇〇」。

❸ 湯をかけるだけのカンタン調理！ 昭和33年、日清食品「チキン
〇〇〇〇」が発売。今は「ひよこちゃん」キャラでおなじみ。

❹ 昭和33年、巨人に入団、その年、本塁打王、打点王の2冠で新人王を
獲得！ ミスタージャイアンツこと〇〇〇〇。

❺ 昭和34年4月10日、当時の皇太子殿下と美智子様が結婚。
〇〇〇〇がテレビ生中継され、沿道もお茶の間も沸いた。

❻ ザ・ピーナッツ出演『〇〇〇〇〇ホリデー』はハナ肇（はじめ）と
クレージーキャッツらとコントをする音楽バラエティ番組の先駆け。

❼ 茶色の炭酸飲料〇〇〇〇〇〇は昭和36年から日本
で本格的に販売。「スカッとさわやか」のキャッチフレーズが有名。

❽ 昭和36年九月場所で優勝した大鵬（たいほう）と準優勝の柏戸（かしわど）がそろって横綱に
昇進。両者の名前による〇〇時代の幕開けとなった。

リスト　ラーメン　パレード　ラッシー　コカ・コーラ
てんとう虫　柏鵬（はくほう）　長嶋茂雄　シャボン玉

答え ▶ P.108

51

月　　日

時間　　分　　秒

正答数　/8

テレビ 人気アニメ

●昭和のアニメです。リストから選んで□に言葉や数字を入れましょう。

① 「妖怪人間　　　　　」

「はやく人間になりたい！」のフレーズが有名な昭和43年開始のホラーアニメ（フジ）

② 「巨人の　　」

飛雄馬親子の「大リーグボール」開発の激闘を描く3年半に及ぶ長編（日テレ）

③ 「もーれつ　　太郎」

赤塚不二夫原作のギャグアニメ。ニャロメとケムンパスが大人気に（テレ朝）

④ 「　　　　　　マスク」

伊達直人が育ての親である悪の組織と闘うプロレスアニメの金字塔（日テレ）

⑤ 「アタック　　　　」

鮎原こずえが荒れた学校のバレーボール部から仲間とともに世界を目指す（フジ）

⑥ 「鉄腕　　　　　」

手塚治虫原作の心を持つロボットが主人公の日本最初の長編アニメ（フジ）

⑦ 「ハクション　　　　　」

くしゃみで壺（つぼ）から飛び出す魔法使いと、小学生カンちゃんが大騒動を巻き起こす（フジ）

⑧ 「　　　　　　　　ゼロゼロナイン 009」

石ノ森章太郎原作。001〜009の戦士それぞれの能力が子どもを魅了（テレ朝）

リスト

ア　　星　　No.1（ナンバーワン）　　アトム　　タイガー

大魔王　　ベム　　サイボーグ

答え ▶ P.108

47 そろばんパズル

● そろばんの絵を見て、計算の<u>答えを数字</u>で書きましょう。数字をメモして計算してもOKです。そろばんの見方は11ページ。

1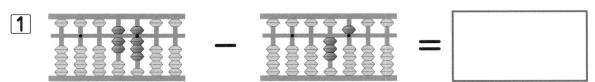

2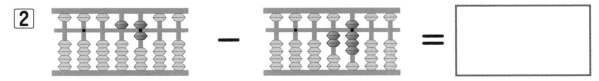

3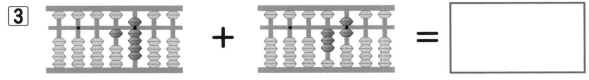

4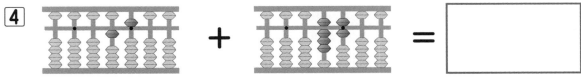

5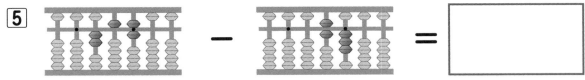

6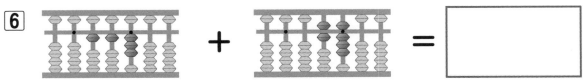

7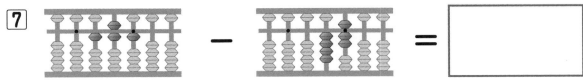

8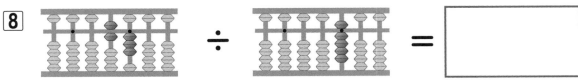

9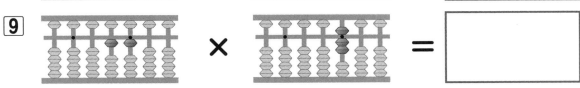

答え ▶ P.108

48 テレビ 昭和のドラマ

●昭和40～50年代の人気ドラマです。タイトルをリストから選んで書きましょう。

1 警視庁七曲署捜査一係の石原裕次郎演じるボスと萩原健一演じるマカロニ刑事をはじめ個性豊かな刑事たちが活躍。今も殉職シーンの演技が光る。（日テレ　昭和47～61年）

2 桜中学校3年B組を舞台に、担任坂本金八がさまざまな問題を時には体を張って解決する。武田鉄矢主演。主題歌『贈る言葉』は卒業ソングに。（TBS　第1：昭和54～55年）

3 原作は山崎豊子。財前五郎を田宮二郎が演じ、教授選、医療裁判、自らの病による死まで、大学病院の権力争いと腐敗を描く。（フジ　昭和53～54年）

4 孫悟空、沙悟浄、猪八戒とともに三蔵法師が天竺へ経典をもらいに行く。堺正章、夏目雅子らが役にはまり、ゴダイゴの主題歌も大ヒットした。（日テレ　昭和53～54年）

5 生みの母親、恋した青年の婚約者、実父などとの関係に困難をかかえながらも乗り越え愛を育む。山口百恵主演。赤いシリーズ。（TBS　昭和52～53年）

6 船越英二と森光子演ずる夫婦が経営する銭湯が舞台。従業員役の堺正章、悠木千帆（樹木希林）らのギャグが話題となるシリーズもあった。（TBS　昭和45年～平成2年）

リスト
赤い絆（きずな）　　　太陽にほえろ！　　　白い巨塔
3年B組金八先生　　　時間ですよ　　　西遊記

49 昭和クロスワード

● カギが表す言葉をひらがなで書き、パズルを完成させましょう。

1		2		3	
	■		■		■
4	5			■	6
7			■	8	
	■	9			
10		■		11	

タテのカギ

1 「凸凹道」の読みは？
2 新美南吉作、いたずらばかりをするきつねの童話
3 夢を食べて生きるといわれる中国の伝説の生き物
5 干支の2番目の動物
6 相撲の掛け声。「どっこい」がなまった言葉といわれる
8 ○○○トグラフの略語。映画のこと

ヨコのカギ

1 昔、駅の改札口付近に設置された黒板
4 ピッチャーの○○○○率は、何点におさえられるかの指標
7 自分1人で使える部屋。○○○サウナ
8 ドラマで○○シーンがあると、家族で気まずかったな
9 ○○○○○半纏。赤ちゃんを背負うとき羽織る綿入り半纏
10 昔はやったパズル。○○の輪
11 官僚とドイツの踊子の悲恋を描いた森鷗外の小説『○○姫』

答え ▶ P.109

50 グループサウンズの名曲

● グループサウンズの名曲です。リストから選んで□に言葉を入れましょう。

① 「ブルー・[　　　　　　　　　　]」

ジャッキー吉川とブルー・コメッツ。この曲でレコード大賞を受賞し、名実ともに日本一に

② 「僕の[　　　　　　　]」

ザ・タイガースのデビュー曲。沢田研二がボーカル、岸部兄弟もメンバー

③ 「[　　　　　　　　　　]の伝説」

ザ・テンプターズ。ボーカル萩原健一の神秘性を表した歌詞。作詞はなかにし礼

④ 「[　　　　　　　]の渚」

ザ・ワイルドワンズのデビュー曲。夏の海が思い浮かぶ歌詞とメロディー

⑤ 「スワンの[　　]」

オックス。湖の白鳥の白と、黒の対比が印象的な歌詞

⑥ 「[　　　　　]よ」

加山雄三。夢を追う若者への応援歌。ソロだが、グループサウンズに分類される

⑦ 「亜麻色の髪の[　　　　　　]」

ヴィレッジ・シンガーズ。若い女性が恋人に会いにいく、楽しく軽やかなリズム

⑧ 「[　　　　　　]が泣いている」

ザ・スパイダース。真赤な太陽は泣いているんだと表現する感傷的な曲

リスト

想い出　　乙女　　エメラルド　　マリー

夕陽　　旅人　　シャトウ　　涙

答え ▶ P.109

51 お笑い芸人シークワーズ

● リストにある昭和の人気芸人コンビの名前をタテ・ヨコ・ナナメの８方向から探して、「おぼんこぼん」のように線を引きましょう。使わなかった字を上から下、左から右につなげてできる言葉を下の空欄に書きましょう。

ん	ぼ	こ	ん	ぼ	お	こ
と	ん	ね	る	ず	青	い
W	け	ん	じ	空	お	け
春	日	三	球	照	代	こ
笑	い	児	B	&	B	す
江	好	子	桂	海	内	や
児	ト	ー	ビ	ー	ツ	春

※言葉は右から左、下から上につながることもあります。また、１つの文字を複数の言葉で共有することもあります。

52 同じ絵ペア探し▶蒸気機関車

● 同じ絵のペアをひと組探して答えましょう。

と

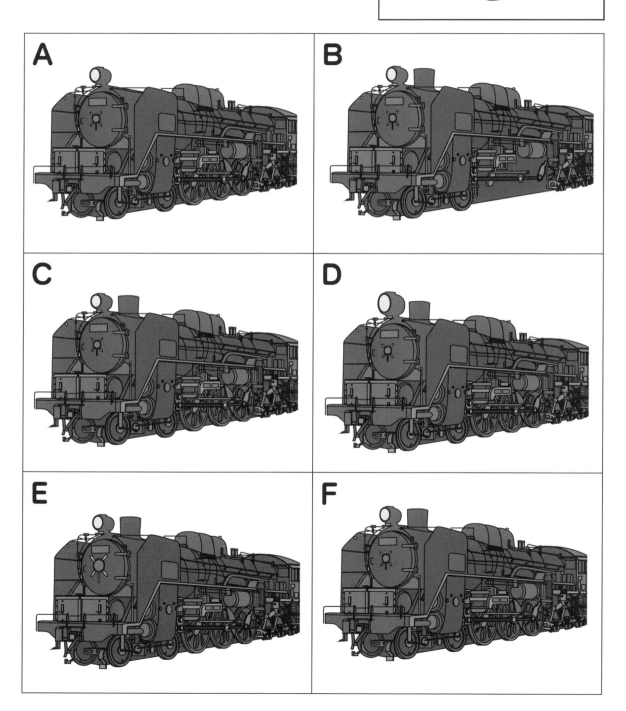

答え ▶ P.109

時間　分　秒

正答数　／8

53 昭和の流行語パズル

● 昭和に流行した言葉です。言葉をリストから選んで書きましょう。

1 保守的、強硬な政治姿勢を貫いたイギリスのサッチャー首相の異名（昭和50年代）

2 鉦や太鼓を打ち鳴らしながら練り歩き、お店の開店や売り出しなどを宣伝する（昭和20～40年頃流行）

＿＿＿＿＿屋

3 「とんでもない」を強めていう言葉。新聞連載小説の登場人物のセリフから流行した（昭和25年）

4 戦後復興を遂げ、高度成長期になったときに流行。政府の「経済白書」に記されていた言葉（昭和31年）

もはや

5 アメリカ映画『知りすぎていた男』の主題歌「Que Sera, Sera」で流行。「なるようになるさ」（昭和30年代）

6 親・保護者が家におらず、家の鍵を持ち歩いている子どものこと（昭和30年代）

7 漫画『おそ松くん』の登場人物イヤミが、驚いたときにポーズをとりながらさけぶ（昭和40年前後）

8 女優の吉永小百合さんの熱心なファン（昭和30年代）

リスト

ケセラセラ　　とんでもハップン　　サユリスト

戦後ではない　　シェー　　チンドン

カギっ子　　鉄の女

答え ▶ P.110

54 ブロック分割 〜縁日・お祭り〜

月　日　時間　分　秒　正答数　/22

● リストの言葉が1つのブロックになるように、マスを線で区切るパズルです。
それぞれの言葉の字は、ブロック内でバラバラに並んでいます。

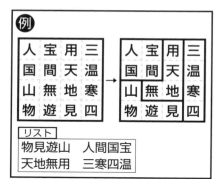

例

人	宝	用	三
国	間	天	温
山	無	地	寒
物	遊	見	四

→

人	宝	用	三
国	間	天	温
山	無	地	寒
物	遊	見	四

リスト
物見遊山　人間国宝
天地無用　三寒四温

リスト

ゴム風船　吹き戻し　輪投げ　りんご飴
カルメ焼き　ポップコーン　水ヨーヨー
アメリカンクラッカー　おめん　型抜き
ベビーカステラ　べっこう飴　かき氷
ハッカパイプ　水鳥笛　金魚すくい
ひよこ　綿菓子　練り飴　ガマの油売り
スーパーボール　射的

的	射	カ	ス	ん	り	水	ヨ	ー	ヨ
ベ	ビ	ー	テ	ご	飴	子	菓	綿	ー
き	戻	か	ラ	き	抜	型	焼	カ	お
吹	し	き	氷	ひ	よ	こ	き	ル	め
プ	ア	メ	リ	カ	ン	マ	り	メ	ん
イ	ク	ラ	ッ	カ	ガ	の	売	っ	ベ
パ	練	り	飴	ー	油	コ	プ	こ	船
カ	水	く	す	魚	金	ー	ッ	う	風
ッ	鳥	い	ル	ー	ボ	ン	ポ	飴	ム
ハ	笛	ス	ー	パ	ー	輪	投	げ	ゴ

昭和のおもちゃ

● 文章にあてはまる昭和に流行したおもちゃの名前を、リストから選んで書きましょう。

1 空気を入れて膨らませる人形で、当初の名前は「木のぼりウィンキー」（現タカラトミー）。昭和35年の夏ごろ流行し、子どもや若い女性が腕につけて街中を歩いた。

（人形）

2 エポック社から昭和33年に発売され、約60㎝角に球場を再現した。長嶋茂雄をCMに起用してさらにヒットした。変化球や消える魔球などの機能が追加されていった。

3 現タカラトミーが昭和42年に発売した着せ替え人形。フランス人の父と日本人の母をもち、栗色の髪、ぱっちり目、上向きまつ毛で、少女たちに大人気。

（人形）

4 片面は白、その裏は黒の石を使うゲーム。8×8の盤に石を並べ、相手の石をはさんでひっくり返し、最後に多い方が勝ち。昭和48年に現メガハウスから発売された。

5 ルーレットで出た数のマス目を進むゲーム。マス目には事業成功など人生の出来事が書かれ、稼げばドル札でお金がもらえる。現タカラトミーから昭和43年発売。

6 ハンガリーの建築学教授が考案した立体パズル。昭和55年現メガハウスから発売され、大人から子どもまで、6面そろえる速さを競った。今も世界大会が開催される。

リスト　オセロ　　人生ゲーム　　リカちゃん
ルービックキューブ　　ダッコちゃん　　野球盤

56 余るピース探し▶昭和のお茶の間

● 上の絵にあてはまらないピース１つを探しましょう。

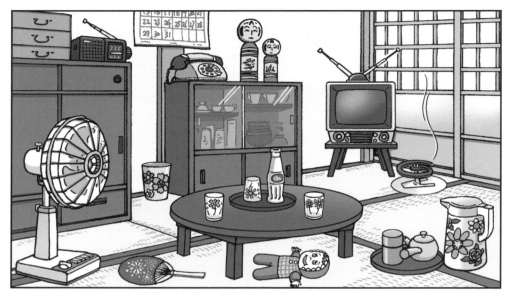

余るピース

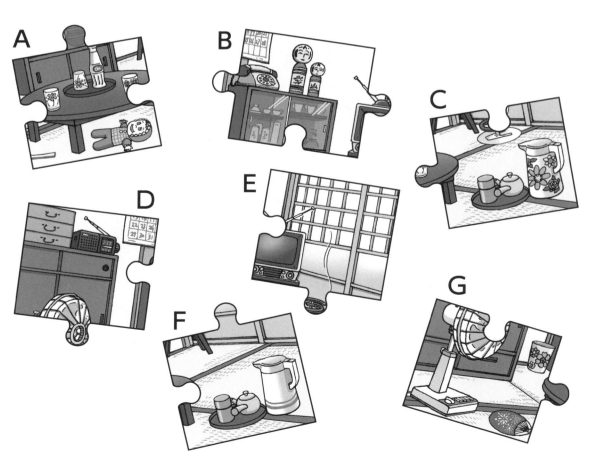

そろばんパズル

● そろばんの絵を見て、計算の答えを数字で書きましょう。数字をメモして計算してもOKです。そろばんの見方は11ページ。

1 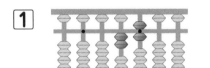 ＋ 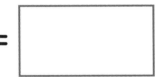 ＝

2 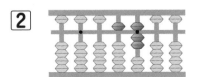 － 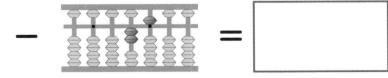 ＝

3 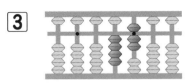 ＋ 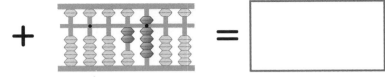 ＝

4 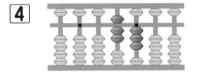 － 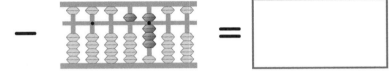 ＝

5 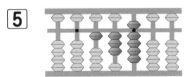 ＋ 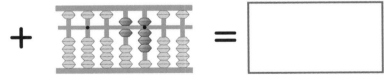 ＝

6 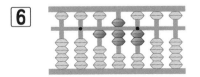 － 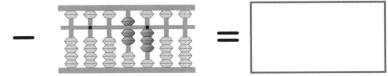 ＝

7 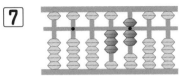 × 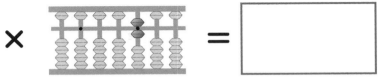 ＝

8 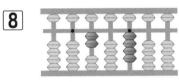 ÷ 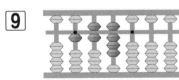 ＝

9 ＋ ＝

答え ▶ P.110

58 昭和の作家スケルトン

● マスの数をヒントに、あてはまる作家名をリストから選んで入れましょう。重なったマスには同じ字が入ります。

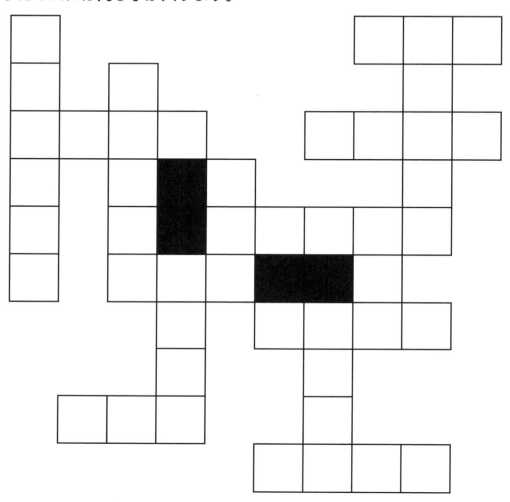

リスト

3文字 菊池寛（父帰る）　庄司薫（赤頭巾ちゃん気をつけて）　太宰治（走れメロス）

古川薫（走狗）　栗本薫（魔界水滸伝）

4文字 横溝正史（八つ墓村）　太田治子（心映えの記）　田辺聖子（感傷旅行）
センチメンタル ジャーニイ

獅子文六（悦ちゃん）　川上宗薫（初心）　小檜山博（光る女）

5文字 外山滋比古（思考の整理学）　司馬遼太郎（竜馬がゆく）

池波正太郎（鬼平犯科帳）

6文字 武者小路実篤（友情）

●カッコ内は代表作。解答には使用しません。

昭和クイズ　10〜20年頃

●〇にあてはまるものをリストから選んで書きましょう。〇は文字数です。

❶ 昭和10年、◯◯龍之介の名を記念した純文学作品への○○賞と、大衆小説作品への直木賞が設立された。

❷ ベルリンオリンピック女子200m平泳ぎに前畑秀子が出場。NHK・河西三省（かさいみつみ）アナの「前畑◯◯◯◯」が響いた。

❸ 巨人の初代エースで昭和11年にプロ野球史上初のノーヒットノーラン達成。後に先発投手に贈る◯◯◯◯賞が制定された。

❹ 昭和12年、「見えない」「聞こえない」「話せない」の三重苦を克服した◯◯◯・ケラーが初来日。

❺ 「窓を開ければ…」から始まる◯◯◯◯◯の『別れのブルース』が大ヒット。「ブルースの女王」と呼ばれた歌手。

❻ 昭和21年、長谷川町子の漫画『◯◯◯さん』が「夕刊フクニチ」で連載開始。朝日新聞などで昭和49年まで連載は続いた。

❼ 戦後間もない昭和21年、ナチス支配下のモロッコが舞台の映画『◯◯◯◯◯◯』が大ヒット。

❽ 戦後、物資調達の場所だった東京上野駅―御徒町（おかちまち）駅近辺の闇市が「◯◯◯◯◯」と呼ばれるようになった。

リスト	ヘレン	カサブランカ	サザエ	淡谷のり子
	沢村栄治	アメヤ横丁	ガンバレ	芥川

60 人気ドラマシークワーズ

● リストにある昭和に放送されたテレビドラマ名をタテ・ヨコ・ナナメの８方向から探して、「おしん」のように線を引きましょう。使わなかった字を上から下、左から右につなげてできる言葉を下の空欄に書きましょう。

ん	し	お	よ	す	で	間	時	語
く	ヤ	わ	れ	ら	青	春	！	物
事	高	ヌ	視	か	点	若	決	偵
刑	ム	妹	ス	国	氷	者	判	探
い	一	姉	旅	の	ち	た	俺	婦
な	ゲ	乳	聴	北	鏡	ち	率	夫
ぶ	族	一	一	ム	会	都	大	聖
あ	家	一	郎	太	貫	内	寺	校
い	や	し	つ	ら	い	へ	原	高

※小さい「っ」などは大きい「つ」と表示しています。

リスト

□ムー一族（53年/郷ひろみ）　□高校聖夫婦（58年/鶴見辰吾）　□大都会（51年/渡哲也）

□乳姉妹（60年/伊藤かずえ）　□氷点（41年/新珠三千代）　□ヤヌスの鏡（60年/杉浦幸）

□高原へいらっしゃい（51年/田宮二郎）　□寺内貫太郎一家（49年/小林亜星）

□あぶない刑事（61年/舘ひろし、柴田恭兵）　□探偵物語（54年/松田優作）

□時間ですよ（40年/森光子）　□若者たち（41年/田中邦衛）　□家族ゲーム（58年/長渕剛）

□俺たちの旅（50年/田中健）　□刑事くん（46年/桜木健一）　□北の国から（56年/田中邦衛）

□判決（37年/佐分利信）　□われら青春！（49年/中村雅俊）　●カッコ内は放送年（昭和）と出演俳優

※言葉は右から左、下から上につながることもあります。また、１つの文字を複数の言葉で共有することもあります。

61 イラスト間違い探し トンボとり

●下の絵には7か所、上と異なる部分があります。それを探して○で囲みましょう。

正 夏の終わりには、トンボがとびはじめ、子どもたちはトンボとりに夢中だった。

間違い **7か所**

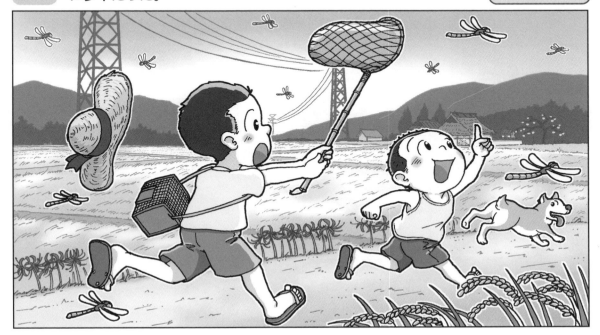

誤

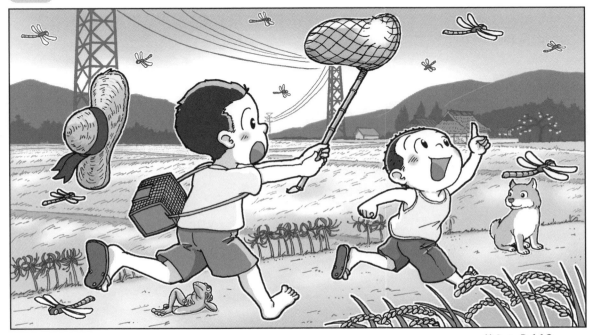

答え ▶ P.112

62 昭和クロスワード

● カギが表す言葉をひらがなで書き、パズルを完成させましょう。

1	2	3		4	■
5			■	6	7
8		■	9		
■	10	11	■	12	
13			■	14	
	■	15		■	

タテのカギ

1 ○○○の単位はヘクトパスカルだが昔はミリバールと呼んだ

2 漫画や映画で空飛ぶ車が行き交う○○○○○

3 贈答品の包装。○○紙

4 高倉健主演の山岳遭難事故の悲劇を描いた『○○○○○山』

7 土地や天然資源が利用されないままであること

11 学生時代の友人と○○○話に花が咲く

13 「○○　○○　ふれ　ふれ　かあさんが　じゃのめで♪」

ヨコのカギ

1 頭と首に巻く「真知子巻き」が流行。平成3年NHK連続テレビ小説でも放送

5 『○○○を呼ぶ男』。石原裕次郎のドラムをたたくシーンが有名

6 チューリップの『虹とスニーカーの頃』♪わがままは男の○○

8 「終」「対」の共通の読み

9 トラ、チーターもこれに分類

10 『○○・ソーヤーの冒険』

12 フランス語の「はい」

13 水族館の名物。イルカショーと○○○ショー

14 敵を○○する。現状○○

15 洋服についた○○を抜く

※同じマスで小さい「っ」「い」と大きい「つ」「い」の場合があります。

答え▶ P.112

フォークソングの名曲

●フォークソングの名曲です。リストから選んで□に言葉を入れましょう。

① 「 [　　　　　] しようよ」

吉田拓郎。フォークソングファンのすそ野を一気に広げた曲といわれる

② 「 [　] をください」

赤い鳥。大空を鳥のように飛びたい、は人間の永遠の願い

③ 「今日の日は [　　　　　　　] 」

森山良子。卒業ソングとして長く歌い継がれている

④ 「 [　　　　　] 川」

かぐや姫。学生時代の恋人とのエピソードが切ないメロディーで歌われる

⑤ 「 [　　　　　　] の喫茶店」

ガロ。リズムが特徴的で物悲しい感じ。グループの方向性はロックだったそう

⑥ 「 [　　　　　] 流し」

グレープ。作詞作曲はさだまさし。長調に転調するフレーズが心を打つ

⑦ 「 [　　　　　] 雪」

イルカ。作詞作曲は伊勢正三。美しい歌詞の春の別れの曲

⑧ 「 [　] の旅」

チューリップ。作詞作曲は財津和夫、ボーカルは姫野達也。汽車で旅立つ前日の歌

リスト

精霊（しょうろう）　　心　　神田　　なごり

結婚　　翼　　さようなら　　学生街

答え ▶ P.112

月　日

●そろばんの絵を見て、計算の答えを数字で書きましょう。数字をメモして計算してもOKです。そろばんの見方は11ページ。

1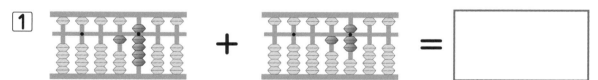

2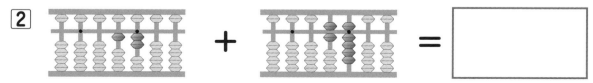

3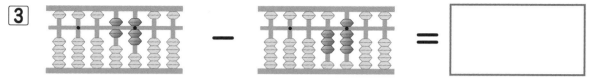

4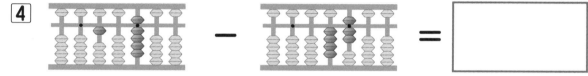

5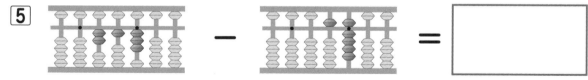

6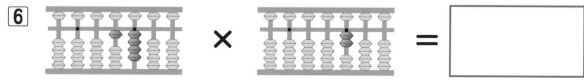

7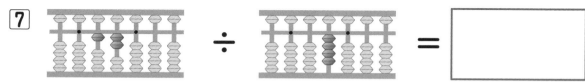

8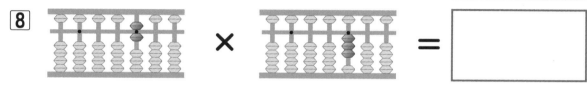

9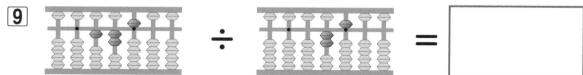

70

昭和の流行パズル

●昭和に流行したものです。言葉をリストから選んで書きましょう。

1 サンリオのキャラクター。白い子猫似のキャラが耳にリボン、ワンピースを着る。筆箱などに描かれる（昭和49年）

2 ソニーがベータ、日本ビクターがVHS方式で発売。最終的にはVHSが主流に（昭和50年代）

3 キングギドラ、モスラ、ラドンなどの怪獣が登場する特撮映画（昭和29年～公開）

4 集英社が創刊。『なかよし』『ちゃお』と並ぶ3大少女漫画雑誌のひとつ（昭和30年創刊）

5 昭和の給食といえばこれ。スウェーデン製のものが紹介され、ビンに代わって主流に（昭和30年代登場）

6 任天堂が発売したテレビゲーム機。一般的に○○○○○と略していう（昭和58年発売）

7 トヨタ自動車の5人乗り小型セダン、○○○○が発売。大衆車として大ヒット（昭和41年発売）

8 朝の人気テレビドラマ。第一作「娘と私」、人気作「おしん」、最新作「ブギウギ」など（昭和36年開始）

リスト

ゴジラ　　カローラ　　テトラパック
連続テレビ小説　　りぼん　　ビデオレコーダー
※キティちゃん　　ファミコン　　※正式名は「ハローキティ」

答え ▶ P.113

時間　分　秒

正答数 /11

66 ことわざリレー

● リストから漢字を選びマスに入れましょう。矢印でつながったマスには、同じ字を入れます。

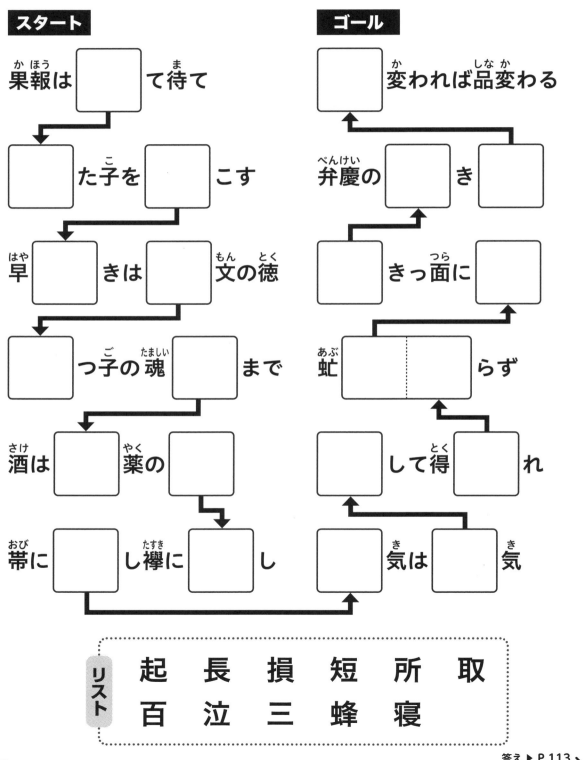

スタート

果報は □ て待て

□ た子を □ こす

早 □ きは文の徳

□ っ子の魂 □ まで

酒は □ 薬の □

帯に □ し襷に □ し

ゴール

□ 変われば品変わる

弁慶の □ き □

□ きっ面に □

虫 □ らず

□ して得 □ れ

□ 気は □ 気

リスト
起　長　損　短　所　取
百　泣　三　蜂　寝

答え ▶ P.113

時間　分　秒　正答数 /6

67 昭和のヒット商品＆ショップ

●文章にあてはまるヒット商品＆ショップの名前を、リストから選んで書きましょう。

1 日清食品が世界進出用に、紙コップとフォークで即席ラーメンが食べられる方法を開発。昭和46年に発売され、翌年の浅間山荘事件でテレビに映り、広く知られる。

2 日本では、昭和43年に電電公社（当時）が東京23区でサービスを開始。当初は音が鳴るだけで、営業マンなどの連絡に利用、後に数字表示ができ若年層に広まった。

3 一般家庭に洋式トイレと暖房便座が普及し、昭和55年に登場した、TOTOの温水洗浄便座の「おしりだって、洗ってほしい。」のテレビCMが有名。今では生活に欠かせない商品。

4 日本初！　電子回路に○○○○○○を用いた小型ラジオが、昭和30年に東京通信工業（現ソニー）から発売された。持ち運びできるのが画期的だった。

5 昭和49年にチェーンの1号店が豊洲に開店。年中無休で早朝から深夜まで営業し、食品全般や酒、文具、生活雑貨などがひととおりそろう便利なお店。

6 昭和54年にソニーから発売された、手のひらサイズのステレオカセットプレーヤー。ヘッドフォンをつないで、どこでも音楽を楽しめるようになった。

リスト
トランジスタラジオ　　ウォークマン
コンビニエンスストア　　カップヌードル
ウォシュレット　　ポケベル（ポケットベル）

答え ▶ P.113

時間　　分　　秒　　正答数 ／9

68 線つなぎ▶洋楽グループ

●昭和の人気洋楽グループ、代表曲、メンバーを線で結び、完成させましょう。

〈グループ〉　　　　　　　　　　　　　　　　　　〈代表曲〉

① **ザ・ビートルズ** ●　　● サティス

イギリス　1960 ～ 1970年

② **イーグルス** ●　　● AB

アメリカ　1971年～

③ **ザ・ローリング・ストーンズ** ●　　● イエスタデイ・

イギリス　1962年～

④ **クイーン** ●　　● ホテル・カリ

イギリス　1971年～

⑤ **ジャクソン 5** ファイブ ●　　● カーマは

アメリカ　1962 ～ 1990年

⑥ **サイモン＆ガーファンクル** ●　　● イエス

アメリカ　1964 ～ 1970年

⑦ **カーペンターズ** ●　　● ボヘミアン・

アメリカ　1969 ～ 1983年

⑧ **シュープリームス** ●　　● STOP! IN THE

アメリカ　1959 ～ 1977年

⑨ **カルチャー・クラブ** ●　　● サウンド・オブ

イギリス　1981年～

		〈メンバー〉
ファクション	● ●	ドン・ヘンリー
C	● ●	カレン・カーペンター リチャード・カーペンター
ワンス・モア	● ●	マイケル・ジャクソン
フォルニア	● ●	ダイアナ・ロス
気まぐれ	● ●	ミック・ジャガー キース・リチャーズ
タデイ	● ●	ボーイ・ジョージ
ラプソディ	● ●	フレディ・マーキュリー
NAME OF LOVE	● ●	ポール・サイモン アート・ガーファンクル
・サイレンス	● ●	ジョン・レノン ポール・マッカートニー

答え ▶ P.113

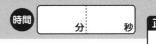

月　　日　　時間　　分　　秒　　正答数／10

●昭和20～30年代にヒットした曲です。リストから選んで□に漢字を書きましょう。

① 『リンゴの□_{うた}』 並木路子_{みちこ}

② 『夜□_{ぎり}のブルース』 ディック・ミネ

③ 『銀座_{ぎんざ}カンカン□_{むすめ}』 高峰秀子

④ 『□_{ゆき}の降る町を_{ふ　　まち}』 高英男_{こうひでお}

⑤ 『月_{つき}がとっても□_{あお}いから』 菅原都々子_{すがわらつづこ}

⑥ 『東京_{とうきょう}だョおっ□_かさん』 島倉千代子

⑦ 『潮来_{いたこ}□_{がさ}』 橋幸夫

⑧ 『アカシアの□_{あめ}がやむとき』 西田佐知子

⑨ 『見上_{み あ}げてごらん夜_{よる}の□_{ほし}を』 坂本九

⑩ 『こんにちは□_{あか}ちゃん』 梓_{あずさ}みちよ

リスト　母　雨　赤　星　雪
　　　　唄　青　笠　娘　霧

答え ▶ P.113

遊び道具ブロック分割

● 4種類の遊び道具（）が1つずつ入るように、線を引いて全体を5つのブロックに分けましょう。

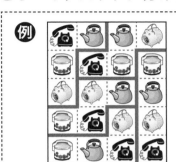

例　　同じ絵がタテかヨコに並ぶ所は、その間に境界線が入ることをヒントに、全体を5つに区切ります。

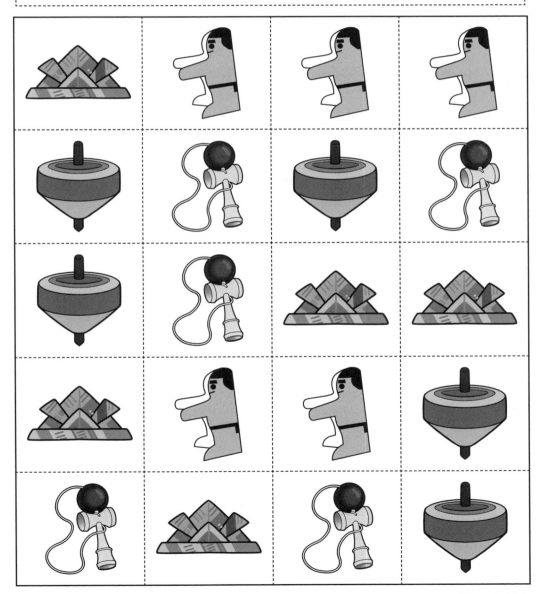

答え ▶ P.114

71 ニューミュージックの名曲

月　　　日　　　時間　　分　　秒　　正答数　／8

●ニューミュージックの名曲です。リストから選んで□に言葉を入れましょう。

① 「［　　　　　　　］が翔んだ日」

渡辺真知子。高音の歌いだし、鳥が飛び立つ歌詞が印象的

② 「［　　　　　　　］やね―OSAKA BAY BLUES―」

上田正樹。関西弁の女性目線の歌詞をハスキーな声で歌い上げる

③ 「ダンシング・［　　　　　　　］」

もんた＆ブラザーズ。サビのメロディーが一晩中頭の中で繰り返される

④ 「［　　　　　　　］よ」

五輪真弓。圧倒的な歌唱力で、悲しい別れが心にしみる名曲

⑤ 「［　　　　　　　］の中で」

松山千春。CM ソングに起用され、多くの人に知られるようになった

⑥ 「［　　］」

谷村新司の代表作。「目を閉じて　何も…」で始まる名曲

⑦ 「［　　　　　　　］」

ばんばひろふみ。歌詞で漢字が推測できる名前だが、曲名はローマ字

⑧ 「［　　　　　　　］の指環(わ)」

寺尾聰。低音の声で語りかけるような歌い方が、ニヒルな魅力

リスト

オールナイト　　※昴(すばる)　　ルビー　　かもめ

季節　　SACHIKO　　悲しい色　　恋人

※正式には「-すばる-」がつきます。

月　日

演歌歌手ルーレット

●ある文字から右回りに読むと、演歌歌手の名前になります。空いているマスに ひらがなを1字ずつ入れましょう。

①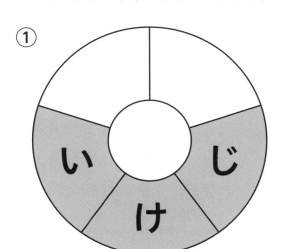

④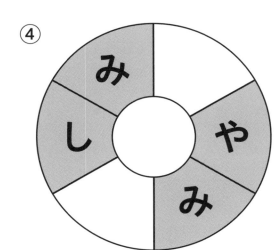

②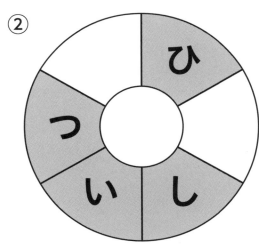

⑤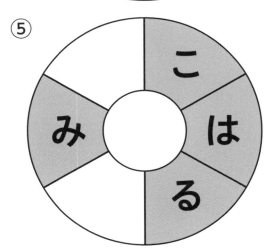

③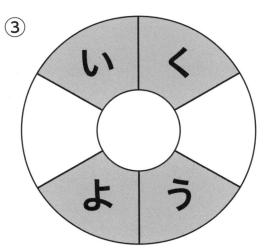

⑥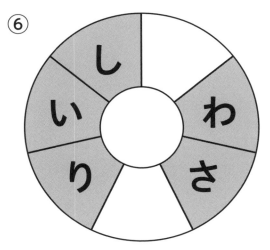

答え ▶ P.114

73 ブロック分割 ～昭和の作家～

●リストの作家名が１つのブロックになるように、マスを線で区切るパズルです。
　それぞれの名前の字は、ブロック内でバラバラに並んでいます。

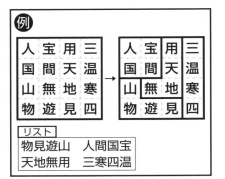

例

人	宝	用	三
国	間	天	温
山	無	地	寒
物	遊	見	四

→

人	宝	用	三
国	間	天	温
山	無	地	寒
物	遊	見	四

リスト
物見遊山　人間国宝
天地無用　三寒四温

リスト

森村誠一　中島敦　遠藤周作　村上龍
中川李枝子　つかこうへい　水上勉
五木寛之　堀辰雄　坂口安吾　丸谷才一
岡本かの子　幸田文　安部公房　吉村昭
村上春樹　松谷みよ子　星新一
佐藤春夫　開高健　向田邦子　平岩弓枝
深沢七郎　北杜夫　志賀直哉　大岡昇平

誠	一	川	中	か	こ	う	へ	い	之
村	中	李	枝	つ	子	の	岡	木	寛
森	島	水	子	村	昭	か	本	五	幸
作	敦	上	勉	吉	上	村	安	田	文
周	藤	遠	口	安	春	部	公	房	平
佐	辰	堀	坂	吾	樹	深	沢	弓	岩
藤	雄	よ	み	谷	松	龍	七	枝	夫
春	夫	子	志	一	新	上	郎	北	杜
高	健	大	賀	直	星	村	向	才	一
開	岡	昇	平	哉	子	邦	田	谷	丸

答え ▶ P.115

昭和のスポーツ選手

●文章にあてはまるスポーツ選手の名前を、リストから選んで書きましょう。

1 第58代横綱。昭和56年に横綱に昇進し、約10年在位。「小さな大横綱」「ウルフ」などと称され、体重差100キロ以上の相手を投げる姿がファンを魅了した。

2 伏見工高で全国制覇、同志社大で大学選手権3連覇、神戸製鋼で日本選手権7連覇、W杯3大会連続出場で「ミスターラグビー」といわれ、日本代表の監督も務めた。

3 通算276勝、3年連続30勝などの大記録をもつ西鉄の投手。昭和33年日本シリーズは3連敗後連投と自らの本塁打で逆転優勝。「神様、仏様、○○様」と崇められた。

4 13歳から全日本体重別選手権10連覇、昭和63年ソウル五輪で銅メダルを獲得し、「女三四郎」と呼ばれた。小内刈が得意で浦沢直樹の漫画『YAWARA！』のモデル。

5 身長209センチのプロレスラー。得意技は16文（もん）（約38センチ）キックや脳天唐竹割り。全日本プロ・レスリングの社長も務めながら、死去する間際までリングに立った。

6 トリプルアクセルを女子で初めて成功させたスケート選手。昭和55年に小学4年生で全日本ジュニア選手権優勝後、世界選手権やオリンピックでメダルを獲得した。

リスト

ジャイアント馬場　　稲尾和久　　山口香（かおり）

平尾誠二　　伊藤みどり　　千代の富士貢（みつぐ）

答え ▶ P.115

75 昭和クロスワード

●カギが表す言葉を<u>カタカナ</u>で書き、パズルを完成させましょう。

1	2	3	4	5	
6					■
7			■	8	9
10		■	11	■	
12	13				
14				■	

タテのカギ

1 ツタンカーメンの墓があるエリア
2 小学校の書写「かきかた」で使う水性インキの筆記具
3 鼻を○○○と鳴らす
4 野口五郎が結婚式を挙げた○○島はサイパン島とグアム島の中間
5 食パンでつくる○○○イッチ
9 菓子パンといえば、あんぱん、ジャムパン、○○○○パン
11 料理の「さしすせそ」の「さ」
13 ズボンの○○上げ

ヨコのカギ

1 母親を歌った、森進一のヒット曲
6 ミッキー・カーチスらが出演した日劇（にちげき）○○○○○・カーニバル
7 ドイツの世界遺産。○○○大聖堂
8 ことわざ「○○にも薬にもならない」
10 石川県のある半島は？
12 壁かけに使う、絵や模様を織った布
14 人の顔つき。○○○○占い

※同じマスで小さい「ェ」と大きい「エ」の場合があります。

答え ▶ P.115

時間　分　秒

正答数　/7

76 イラスト間違い探し パン食い競争

● 下の絵には７か所、上と異なる部分があります。それを探して〇で囲みましょう。

間違い
７か所

正 昭和の時代は、パン食い競争が運動会の人気種目だった。

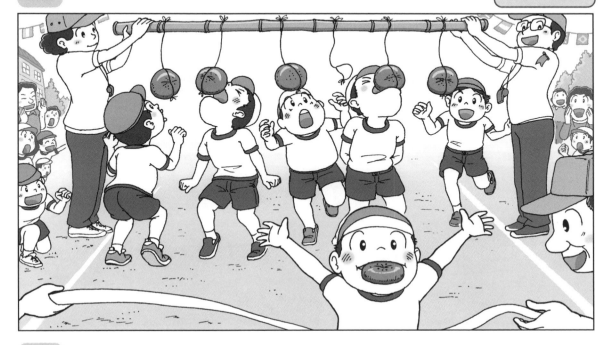

誤

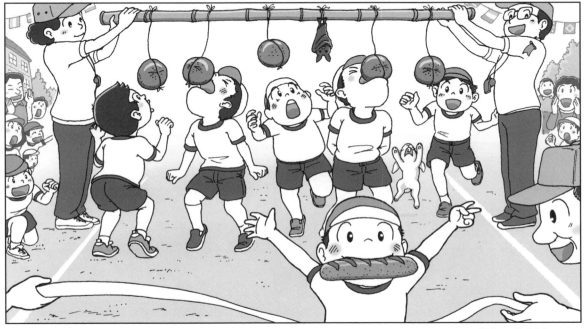

答え ▶ P.116

83

月　日

時間　分　秒

正答数 /8

● 昭和時代の外国俳優が前後２つに分かれています。８つのペアを完成させましょう。

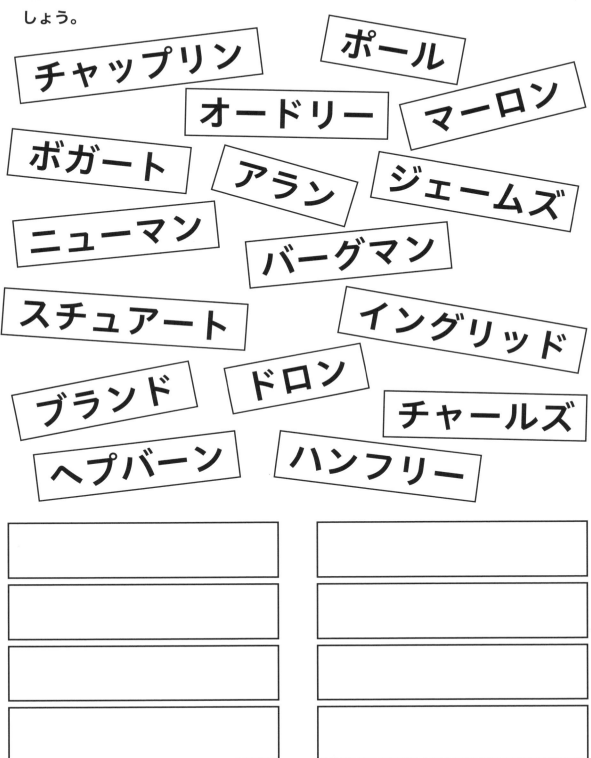

答え ▶ P.116

78 漫画シークワーズ

● リストにある漫画名をタテ・ヨコ・ナナメの８方向から探して、「うる星やつら」のように線を引きましょう。使わなかった字を上から下、左から右につなげてできる言葉を下の空欄に書きましょう。

ら	！	え	ら	ね	を	ス	ー	エ
つ	君	ラ	ブ	コ	翼	ョ	ク	キ
や	諸	ス	ワ	ン	ジ	ラ	郎	ャ
星	徒	立	テ	の	ザ	13	太	プ
る	生	プ	た	ア	ゴ	パ	鬼	テ
う	ャ	し	コ	ル	ー	タ	の	ン
キ	あ	エ	ゴ	マ	ッ	リ	ゲ	ベ
ち	コ	読	ン	チ	み	ロ	ゲ	カ
エ	章	紋	の	家	王	！	ゲ	ド

※言葉は右から左、下から上につながることもあります。また、１つの文字を複数の言葉で共有することもあります。

答え ▶ P.116

月　日

時間　分　秒

正答数　/6

テレビ 昭和の人気海外ドラマ

●文章にあてはまる海外ドラマのタイトルを、リストから選んで書きましょう。

1 アメリカの西部開拓民のインガルス一家に起こる出来事を通して家族愛や開拓精神が描かれる。ローラ・インガルス・ワイルダーの小説が原作。(NHK　昭和50〜57年)

大草原の

2 サマンサは口と鼻をピクピク動かして魔法を使う魔女。魔法を嫌う真面目な夫ダーリンは、妻とその両親や親戚に悩まされ、毎回大騒動。(TBS　昭和41〜43年)

3 23世紀を舞台に宇宙船エンタープライズ号の乗組員が未知の生命体や異星人、宇宙現象に遭遇し、さまざまな困難を乗り越えていく。(日テレ　昭和44〜45年)

(スター・トレック)

4 ロサンゼルスのフリーウェイを白バイでパトロールする、実直でやさしい警官と魅力的な笑顔の短気な警官のコンビ。庶民を助け、犯罪と戦う。(日テレ　昭和50年代)

白バイ野郎

5 極秘作戦を遂行するスパイたちが活躍。変装の名人、特殊機材のエキスパート、美貌を武器に相手側に取り入るなど個性的なメンバーがそろう。(フジ　昭和40年代)

6 くたびれたコートに葉巻をもった手で髪をさわりながら話すロサンゼルス市警の刑事が、犯罪のトリックを解明し、じわじわと犯人を追い詰める。(NHK　昭和40〜50年代)

刑事

リスト　奥さまは魔女　ジョン＆パンチ　宇宙大作戦
コロンボ　スパイ大作戦　小さな家

答え ▶ P.117

月　　日

時間　　分　　秒

正答数 ／1

同じ絵ペア探し▶あやとり

●同じ絵のペアをひと組探して答えましょう。

と

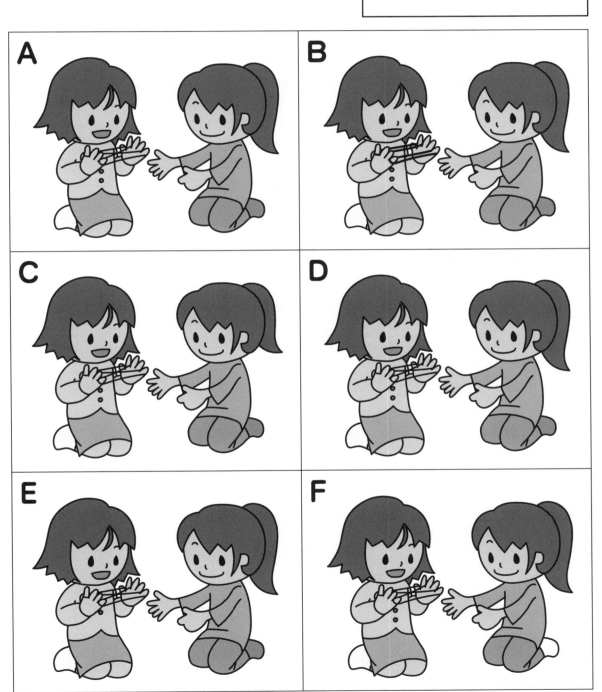

答え ▶ P.117

そろばんパズル

● そろばんの絵を見て、計算の答えを数字で書きましょう。数字をメモして計算
してもOKです。そろばんの見方は11ページ。

1 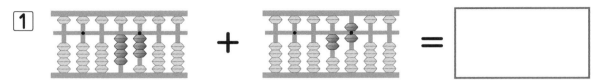 ＝

2 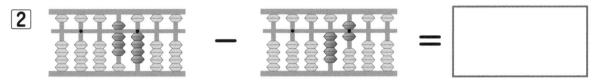 ＝

3 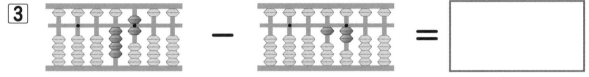 ＝

4 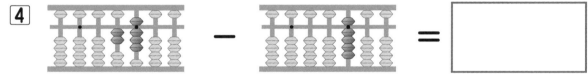 ＝

5 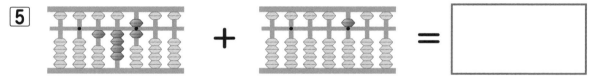 ＝

6 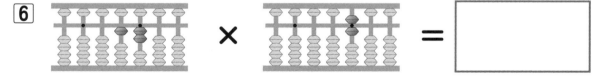 ＝

7 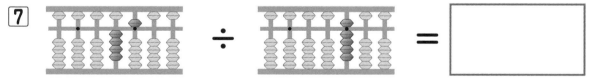 ＝

8 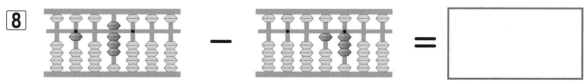 ＝

9 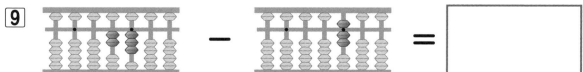 ＝

答え ▶ P.117

82 昭和の映画パズル

● 日本と外国のヒット映画です。言葉をリストから選んで、映画名を完成させましょう。

1〈フランス〉 戦争孤児の5歳の少女が主人公。テーマ音楽のギターの音色が悲しく美しい（昭和28年公開）

遊び

2〈日本〉 原作は松本清張。殺人事件解明と父子の絆（きずな）を、父子の旅と交響曲で演出（昭和49年公開）

器（うつわ）

3〈アメリカ〉 ジェームズ・ディーン主演。兄を可愛がる父の愛情を求める、孤独な青年が描かれる（昭和30年公開）

の東

4〈アメリカ〉 ドイツの捕虜（ほりょ）収容所からさまざまな国の捕虜（ほりょ）たちが協力して○○○を企てる（昭和38年公開）

5〈日本〉 戦争前後の苦難の時期、小豆島分教場の女性教師と子どもたちの師弟愛が描かれる（昭和29年公開）

6〈日本他〉 舞台はジャワ島の日本軍捕虜（ほりょ）収容所。デヴィッド・ボウイ、坂本龍一、ビートたけしが出演（昭和58年公開）

戦場の

7〈アメリカ〉 ベトナム帰還後、社会になじめない青年を当時の社会状況が狂気に駆り立てる（昭和51年公開）

ドライバー

8〈アメリカ〉 ジーン・ケリー主演のミュージカル映画。夜の雨の中、傘を片手に歌い踊るシーンが有名（昭和28年公開）

リスト

メリークリスマス　　　大脱走　　　雨に唄えば

禁じられた　　　砂の　　　二十四の瞳

エデン　　　タクシー

83 仲間はずれ▶昭和の学生かばん

● 下の絵の中に、1つだけ違うものがあります。それを探して〇で囲みましょう。

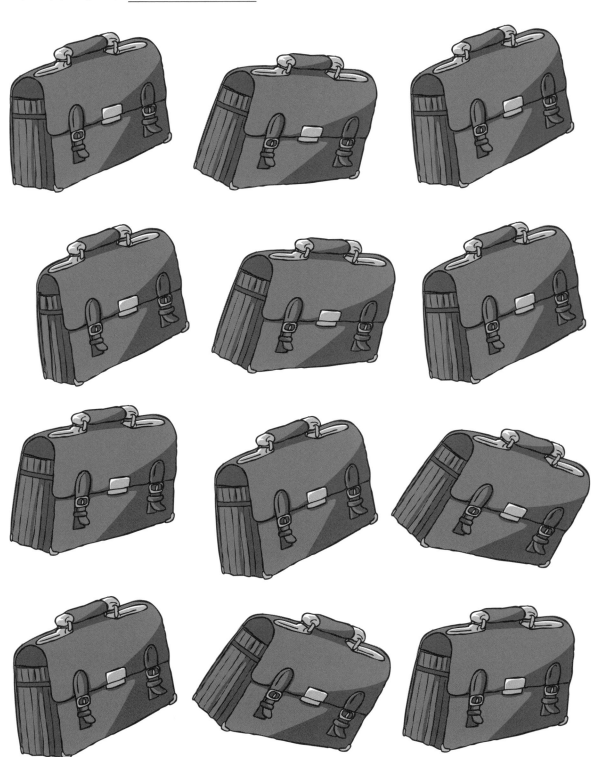

答え ▶ P.118

昭和のヒット映画

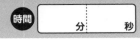

時間　分　秒　正答数　/8

●昭和のヒット映画です。リストから選んで□に言葉を入れましょう。

① 「　　　　　　の一族」

昭和51年。横溝正史原作、市川崑監督の探偵金田一耕助シリーズ1作目

② 「　　　　　　　　少女」

昭和58年。筒井康隆原作、大林宣彦監督、原田知世主演の青春SF映画

③ 「幸福の<ruby>幸福<rt>しあわせ</rt></ruby>の　　　　　　　　」

昭和52年。山田洋次監督、高倉健主演。北海道を舞台に赤・青・黄の色が美しい

④ 「　　　　の侍」

昭和29年。黒澤明監督、三船敏郎主演。立ち回りの映像など後世に多くの影響を与えた

⑤ 「　　　　　　　と機関銃」

昭和56年。赤川次郎原作、相米慎二監督、薬師丸ひろ子主演。「カ・イ・カ・ン」が流行

⑥ 「日本のいちばん　　　　　　」

昭和42年。岡本喜八監督。終戦直前の24時間を描いたノンフィクションの映画化

⑦ 「　　　物語」

昭和58年。○○観測隊に置き去りにされた犬たちと隊員の再会までを描く

⑧ 「日本　　　　」

昭和48年。小松左京原作。日本列島が海中に沈む様子を、特殊撮影を駆使して演出

リスト

黄色いハンカチ　　南極　　長い日　　沈没

犬神家　　セーラー服　　時をかける　　七人

答え▶P.118

85 大河ドラマシークワーズ

● リストにあるNHK大河ドラマ名をひらがなでタテ・ヨコ・ナナメの８方向から探して、「とうげのぐんぞう」のように線を引きましょう。使わなかった字を上から下、左から右につなげてできる言葉を下の空欄に書きましょう。

と	う	げ	の	ぐ	ん	ぞ	う	き
い	じ	び	は	る	の	は	と	う
が	く	に	ひ	あ	こ	い	ち	こ
う	さ	ゆ	と	の	ゆ	の	と	い
ょ	も	う	が	も	ん	ち	ん	た
し	え	ろ	が	ま	く	ご	て	な
の	る	ん	う	し	う	と	う	ん
な	さ	ん	し	ま	い	ょ	ぜ	お
は	る	の	さ	か	み	ち	り	か

リスト

□花の生涯（1/井伊直弼）　　□三姉妹（5/永井三姉妹）　　□竜馬がゆく（6/坂本竜馬）

□天と地と（7/上杉謙信）　　□春の坂道（9/柳生宗矩）　　□風と雲と虹と（14/平将門）

□花神（15/大村益次郎）　　□黄金の日日（16/呂宋助左衛門）　　□草燃える（17/源頼朝、北条政子）

□おんな太閤記（19/ねね）　　□山河燃ゆ（22/天羽賢治、天羽忠）

□春の波涛（23/川上貞奴）　　□いのち（24/岩田未希）　　●カッコ内は回/主人公

※言葉は右から左、下から上につながることもあります。また、１つの文字を複数の言葉で共有することもあります。

86 昭和クイズ　50〜60年頃

●〇にあてはまるものをリストから選んで書きましょう。〇は文字数です。

❶ 〇〇〇〇さんの「恥ずかしながら帰って参りました」が流行！残留日本兵としてグアム島の密林に潜んでいたが昭和47年に帰還。

❷ 自民党・田中角栄は著書『〇〇〇〇〇〇〇』に都市と地方の経済格差を解消する構想をつづり、実現に邁進（まいしん）した。

❸ 昭和47年、東京の上野動物園に、初めてパンダがやってきた。オスは「カンカン」、メスは「〇〇〇〇」で大フィーバーに。

❹ 昭和50〜60年代、デザイナーの個性を強く出した〇〇ブランドが流行。店の女性販売員はハウスマヌカンと呼ばれ人気の職業だった。

❺ 学生服を着たツッパリ風の猫『〇〇〇』が大ブームに。猫写真の〇〇〇免許証などグッズも人気を博した。

❻ 「テレホン〇〇〇」を挿入して利用できる〇〇〇式公衆電話が昭和57年に誕生。緑色の公衆電話が日本中に設置された。

❼ 昭和58年千葉県浦安市に東京〇〇〇〇〇ランドが開園。当初からあるのは、シンデレラ城、ジャングルクルーズなど。

❽ 昭和61年イギリスのチャールズ皇太子と〇〇〇〇妃（ひ）（当時）が来日。装いなどが注目され、〇〇〇〇妃フィーバーが巻き起こった。

リスト

なめ猫　　横井庄一　　ＤＣ　　日本列島改造論
ダイアナ　　カード　　ディズニー　　ランラン

答え ▶ P.118

月　　　日

時間　　分　　秒

同じ絵探し▶昭和の大衆車

● 見本と同じ絵が2つあります。探して○で囲みましょう。

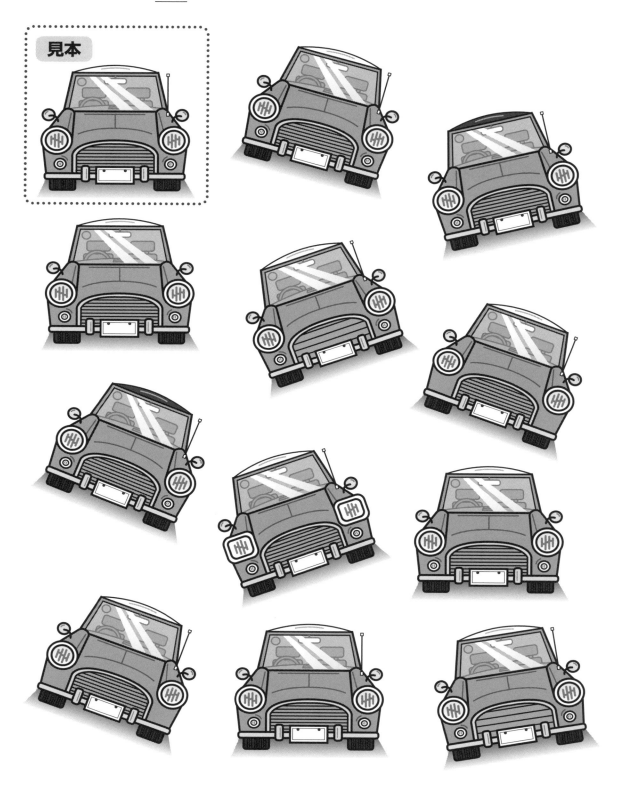

見本

答え ▶ P.119

ヒット曲パズル

● 昭和50〜60年代ヒット曲のタイトルの文字がバラバラに並んでいます。正しく並べて曲名を完成させましょう。

① 内山田洋とクール・ファイブ

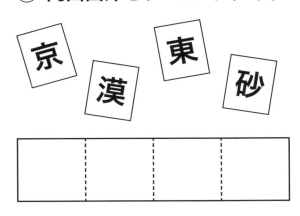

② 岩崎宏美

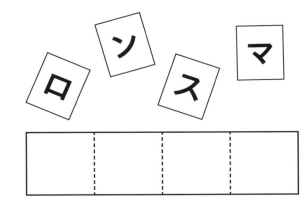

③ 都はるみ

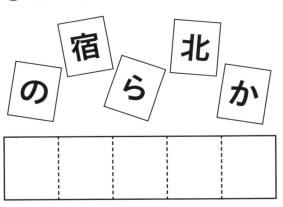

④ 安全地帯

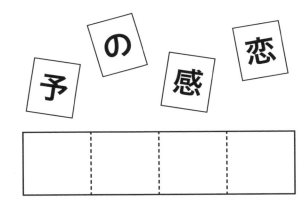

⑤ 中村あゆみ

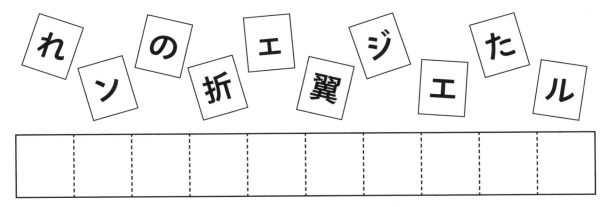

答え ▶ P.119

89 昭和の大スターパズル

●昭和の大スターです。リストから選んで□に字を書きましょう。

① □島三郎（きた・じまさぶろう）

演歌歌手。『函館の女』『与作』など

② 金田□□（かねだ・まさいち）

プロ野球投手。唯一の通算400勝投手

③ □□□用高（ぐ・し・けん・ようこう）

プロボクサー。世界王座13連続防衛

④ 渥美□（あつみ・きよし）

俳優。映画『男はつらいよ』寅さんで人気

⑤ 5代目　坂東□□□□（ばんどう・たま・さぶ・ろう）

歌舞伎役者・映画監督。女形（おんながた）として有名

⑥ 長谷□一夫（はせ・がわ・かずお）

俳優。『雪之丞変化』などに出演

⑦ アグネス・□□□

歌手・タレント。『ひなげしの花』など

⑧ □坂慶子（まつ・ざかけいこ）

俳優。大河ドラマ『国盗り物語』など

⑨ 緒形□（おがた・けん）

俳優。『必殺仕掛人』などに出演

⑩ □□悠（あ・く・ゆう）

作詞家。『舟唄』など

⑪ □六輔（えい・ろくすけ）

放送作家。『夢であいましょう』など

⑫ 初代　引田□□（ひきた・てん・こう）

脱出イリュージョンのテレビ番組で大人気

リスト
松　清　天功　川　具志堅　永　正一
拳　北　玉三郎　チャン　阿久

90 イラスト並べかえパズル

●4枚に分割されたイラストを並べかえて、絵を完成させます。A 〜 Dの記号を、
解答欄の正しい位置に書き入れましょう。

〈お手玉〉

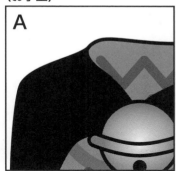
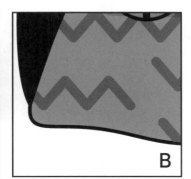
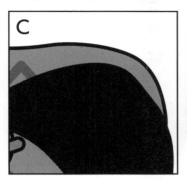
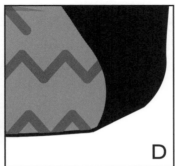

解答欄（正しい位置）

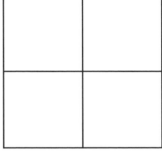

〈竹とんぼ〉

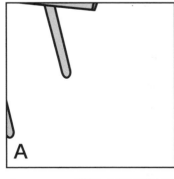
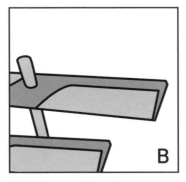
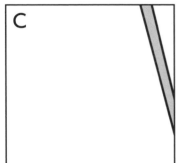
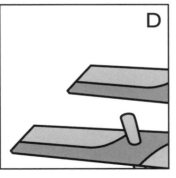

解答欄（正しい位置）

答え ▶ P.119

解 答

1

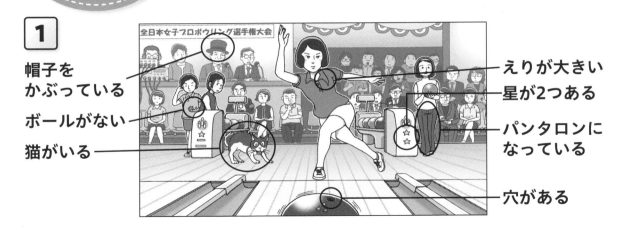

- 帽子を　かぶっている
- ボールがない
- 猫がいる
- えりが大きい
- 星が2つある
- パンタロンになっている
- 穴がある

（全日本女子プロボウリング選手権大会）

2

① （ザ・）ヒットパレード　② レッツゴー（ヤング）
③ （夜の）ヒットスタジオ　④ スター誕生！
⑤ （ヤンヤン）歌うスタジオ　⑥ （ザ・）ベストテン

3

① 港　② 勢　③ 情　④ 花　⑤ 恋
⑥ 狙　⑦ 水　⑧ 瀬　⑨ 険　⑩ 黒

4

〈ボンネットバス〉

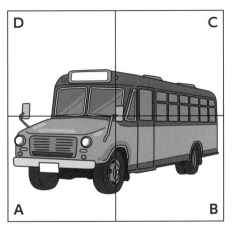

〈やっこだこ〉

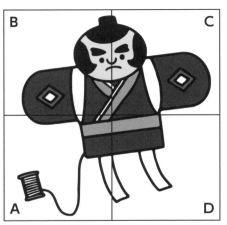

5

ス	ッ	ハ	子	か	わ	青	は	地	ロ
族	ル	竹	の	め	け	っ	か	球	カ
家	天	国	族	挙	わ	た	シ	朝	ビ
核	者	ブ	一	選	通	普	ャ	ン	リ
歩	行	血	鼻	い	な	で	び	街	ー
モ	ー	レ	の	神	器	身	呼	ビ	頭
無	任	ツ	社	種	サ	頭	お	レ	テ
責	時	代	員	三	マ	八	化	住	宅
マ	ヌ	カ	ン	斜	一	ム	文	マ	ン
ス	ウ	ハ	族	陽	タ	イ	法	ワ	ン

6 ①18 ②38 ③19 ④61 ⑤18 ⑥75 ⑦8

7
①アイビールック　②ボンタン　③ハマトラ
④リーゼント　⑤トンボメガネ　⑥パンタロン
⑦ヒッピー　⑧聖子ちゃんカット

8

B と F	（順不同）〇は違う部分

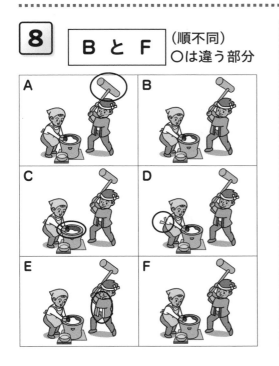

9

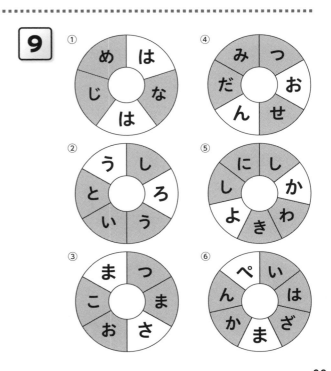

10 余るピース：D

ピースの形が
違う

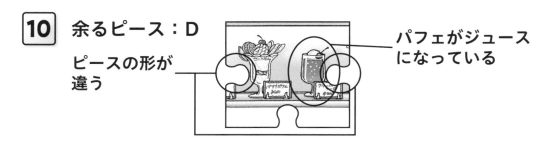

パフェがジュース
になっている

11

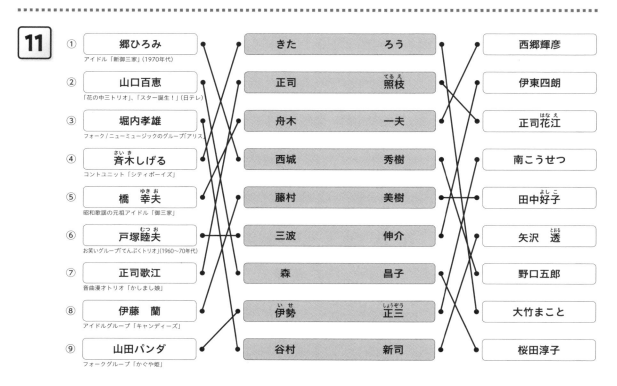

① 郷ひろみ
アイドル「新御三家」(1970年代)

② 山口百恵
「花の中三トリオ」、「スター誕生！」(日テレ)

③ 堀内孝雄
フォーク/ニューミュージックのグループ「アリス」

④ 斉木しげる
コントユニット「シティボーイズ」

⑤ 橋 幸夫
昭和歌謡の元祖アイドル「御三家」

⑥ 戸塚睦夫
お笑いグループ「てんぷくトリオ」(1960〜70年代)

⑦ 正司歌江
音曲漫才トリオ「かしまし娘」

⑧ 伊藤 蘭
アイドルグループ「キャンディーズ」

⑨ 山田パンダ
フォークグループ「かぐや姫」

きた　　　　ろう
正司　　　照枝
舟木　　　一夫
西城　　　秀樹
藤村　　　美樹
三波　　　伸介
森　　　　昌子
伊勢　　　正三
谷村　　　新司

西郷輝彦
伊東四朗
正司花江
南こうせつ
田中好子
矢沢 透
野口五郎
大竹まこと
桜田淳子

12

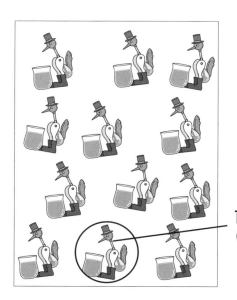

首の傾きが大きい
（くちばしがコップに近い）

13 ①8　②三人組　③笠　④ゲバゲバ　⑤おとな
⑥ドン　⑦ひょうきん　⑧カックラキン

14

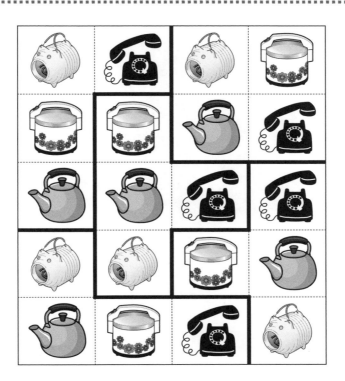

15

¹み	²る	³く	⁴せ	ー	⁵き
⁶な	な	は	ん	■	ゃ
し	■	⁷い	せ	■	ろ
⁸ご	⁹ざ	■	¹⁰い	¹¹ち	る
■	¹²ぜ	¹³い	■	え	■
¹⁴し	ん	ど	ば	っ	ど

16

説明は見本と違う部分

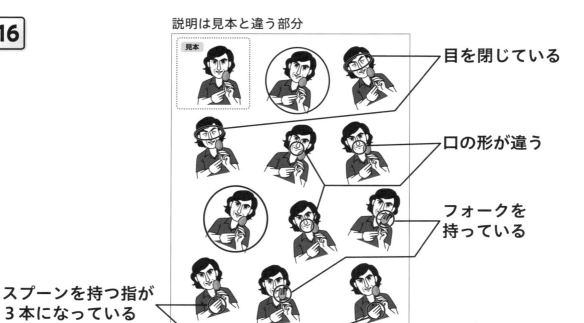

目を閉じている

口の形が違う

フォークを
持っている

スプーンを持つ指が
3本になっている

17

チ	ネ	マ	コ	ペ	レ	オ
雄	ス	子	秀	畑	前	双
茂	リ	ー	吉	ボ	ン	葉
嶋	猪	幸	ル	カ	道	山
長	谷	グ	ピ	ブ	ッ	ア
円	千	ベ	ベ	ア	ー	リ
ク	春	己	直	村	植	ベ

使わなかった文字：
オリンピック

18　①あたり前田　②井伊直弼　③黒部ダム　④上を向いて
　　⑤ゴーゴー　⑥ひのえうま　⑦1億　⑧ニッポン

19　①可愛い花　②愛の讃歌　③監獄ロック　④黒い花びら
　　⑤黄色いさくらんぼ

20

```
か            こ い
かこうこつのひと と  ひ      い
う        ょ ■ ひ の    ち
    きき ょう てん とり    げ
お は ん      てん   り   ん
    かぎ   てん          の
う   く                こ
きょじんのほし            と
ぐ   れ
も   てんとちと
```

21

木→木　元→元　口→口　薬→薬　目→目　鬼→鬼

金→金　時→時　一→一　先→先　転→転

22

①猪　②等　③久　④由実　⑤小さん　⑥貞　⑦尾

⑧夏　⑨蝶々　⑩田端　⑪春　⑫寛美

23

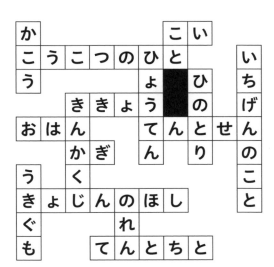

103

24
また逢う日まで　およげ！たいやきくん　ペッパー警部
涙のリクエスト　時の流れに身をまかせ　よこはま・たそがれ
三百六十五歩のマーチ　帰って来たヨッパライ（順不同）

25
①（ママと）あそぼう！ピンポンパン
②ひょっこりひょうたん（島）　③仮面ライダー
④おかあさん（といっしょ）　⑤ケーキ屋ケンちゃん
⑥ウルトラマン

26

貨	関	ト	ン	ネ	ル	博	大	ブ	ー
硬	門	東	海	通	開	万	阪	ー	ビ
円	発	新	道	導	入	消	隊	ム	ベ
一	行	幹	線	ツ	イ	費	冬	越	南
バ	ブ	景	開	業	ッ	税	通	開	極
ル	気	タ	ワ	東	ギ	ー	ン	ル	青
ベ	集	団	一	京	日	来	ト	ネ	函
ル	就	完	成	気	次	一	共	試	験
リ	職	ぎ	な	景	来	日	通	学	大
ン	五	輪	ざ	い	ズ	ル	ト	ー	ビ

27
①75　②29　③91　④28　⑤107　⑥45　⑦90　⑧330
⑨11

28
①ありがとう　②林檎　③くずし　④コメット
⑤玄太　⑥金曜日　⑦飛び出せ！　⑧となり

29

¹か	²み	ふ	³う	⁴せ	ん
⁵ご	り	■	⁶わ	ん	■
め	■	⁷あ	さ	が	⁸お
⁹か	¹⁰ご	や	■	¹¹い	る
¹²ご	む	と	び	■	が
め	■	り		¹³こ	ん

---

30 ①ビルマ　②360　③湯川秀樹　④完全
⑤金閣　⑥羅生門　⑦500　⑧ミルキー

---

31 ある愛の詩　ティファニーで朝食を　2001年宇宙の旅
燃えよドラゴン　ウエスト・サイド物語　猿の惑星
サウンド・オブ・ミュージック　ゴッドファーザー（順不同）

32

阪	東	妻	三	郎	太	新	勝	㊁
啓	㋖	船	太	地	子	春	村	杉
谷	敏	連	喜	文	節	謙	辺	渡
郎	國	和	尾	千	原	岸	㊝	仲
三	子	若	葉	上	恵	菅	代	茂
十	㋗	真	㊛	子	作	達	絹	知
丹	一	健	原	萩	矢	優	中	天
伊	倉	鶴	田	浩	二	啓	田	佐
高	峰	秀	子	蔵	雷	川	市	松

使わなかった文字：
二枚目役者

33 ①政　②三平　③舟　④夜　⑤泰裕　⑥志　⑦湖
⑧みゆき　⑨嵐　⑩健　⑪倍賞　⑫あゆみ

34 ①クイズダービー　②（クイズ）ドレミファドン！
③（クイズ）100人に聞きました
④アメリカ横断ウルトラクイズ
⑤連想ゲーム　⑥（クイズ）タイムショック

35 ①57　②77　③79　④131　⑤79　⑥190　⑦322　⑧8
⑨140

36 ①飛　②男　③ほ　④少　⑤港　⑥別　⑦白　一
⑧宿　⑨矢　⑩待

37 ①風と共に　②テレビ
③銭　　　　④マリリン
⑤グレー　⑥クラウン
⑦後楽園　⑧鉄人

38

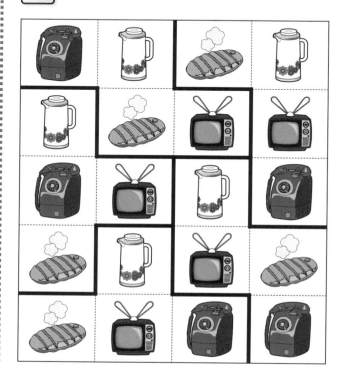

39 ①越前 ②水戸 ③侍 ④新五 ⑤仕事 ⑥暴れん坊 ⑦遠山 ⑧女

40

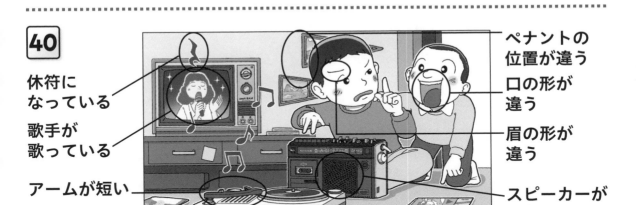

休符に
なっている

歌手が
歌っている

アームが短い

ペナントの
位置が違う

口の形が
違う

眉の形が
違う

スピーカーが
四角

41

山	口	百	恵	夫	紀	澪	樹	高
二	小	林	幸	子	早	正	秀	水
真	研	橋	聖	歌	田	豊	城	陽
田	謡	田	曲	上	保	崎	西	上
原	松	弓	沢	全	久	尾	十	井
俊	村	真	盛	野	雅	夢	進	畑
彦	和	輪	口	期	菜	明	森	中
人	子	五	渡	辺	美	里	杏	葉
狩	郎	一	羽	鳥	夫	昌	千	子

使わなかった文字：
歌謡曲全盛期

42 小→小 猫→猫 手→手 花→花 子→子 知→知
仏→仏 三→三 年→年 亀→亀 千→千

43 芸術は爆発だ　何でも見てやろう　幸せだなァ
とめてくれるなおっかさん　ヌンチャク　歌声喫茶
紅茶キノコ　スマイルバッジ（順不同）

44 ①恋の季節　②愛の奇跡　③真赤な太陽
④なみだの操　⑤わたしの彼は左きき

45 ①ラッシー　②てんとう虫　③ラーメン　④長嶋茂雄
⑤パレード　⑥シャボン玉　⑦コカ・コーラ　⑧柏鵬

46 ①ベム　②星　③ア　④タイガー　⑤No.1
⑥アトム　⑦大魔王　⑧サイボーグ

47 ①43　②28　③55　④101　⑤193　⑥181　⑦114　⑧7
⑨77

48 ①太陽にほえろ！
②3年B組金八先生
③白い巨塔
④西遊記
⑤赤い絆
⑥時間ですよ

49

¹で	ん	²ご	ん	³ば	ん
こ	■	ん	■	く	■
⁴ぼ	⁵う	ぎ	ょ	■	⁶ど
⁷こ	し	つ	■	⁸き	す
み	■	⁹ね	ん	ね	こ
¹⁰ち	え	■	■	¹¹ま	い

50

①シャトウ　②マリー　③エメラルド　④想い出
⑤涙　⑥旅人　⑦乙女　⑧夕陽

51

ん	ぼ	こ	ん	ぼ	お	こ
と	ん	ね	る	ず	青	い
Ｗ	け	ん	じ	空	お	け
春	日	三	球	照	代	こ
笑	い	児	Ｂ	＆	Ｂ	す
江	好	子	桂	海	内	や
児	ト	ー	ビ	ー	ッ	春

使わなかった文字：お笑い

52

Ｃ と Ｆ　（順不同）
〇は違う部分

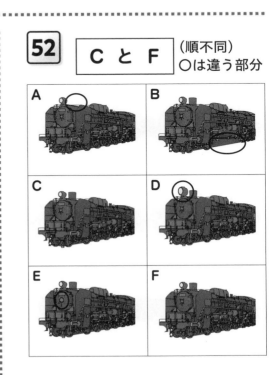

53 ①鉄の女　②チンドン（屋）　③とんでもハップン
④（もはや）戦後ではない　⑤ケセラセラ　⑥カギっ子
⑦シェー　⑧サユリスト

54

的	射	カ	ス	ん	り	水	ヨ	ー	ヨ
ベ	ビ	ー	テ	ご	飴	子	菓	綿	ー
き	戻	か	ラ	き	抜	型	焼	カ	お
吹	し	き	氷	ひ	よ	こ	き	ル	め
プ	ア	メ	リ	カ	ン	マ	り	メ	ん
イ	ク	ラ	ッ	カ	ガ	の	売	っ	べ
パ	練	り	飴	ー	油	コ	プ	こ	船
カ	水	く	す	魚	金	ー	ッ	う	風
ッ	鳥	い	ル	ー	ボ	ン	ポ	飴	ム
ハ	笛	ス	ー	パ	ー	輪	投	げ	ゴ

55 ①ダッコちゃん（人形）　②野球盤　③リカちゃん（人形）
④オセロ　⑤人生ゲーム　⑥ルービックキューブ

56 余るピース：F

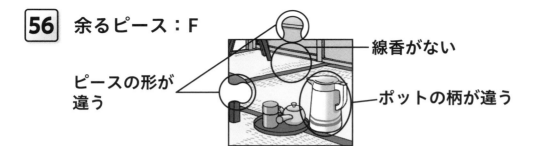

線香がない
ピースの形が違う
ポットの柄が違う

57 ①41　②32　③76　④15　⑤207　⑥99　⑦222　⑧51
⑨1692

58

武						菊	池	寛
者		外					波	
小	檜	山	博		横	溝	正	史
路	滋	■	庄				太	
実	比	司	馬	遼	太	郎		
篤	古	川	薫	■		宰		
		上		太	田	治	子	
		宗		辺				
栗	本	薫		聖				
			獅	子	文	六		

59

①芥川　②ガンバレ　③沢村栄治　④ヘレン
⑤淡谷のり子　⑥サザエ　⑦カサブランカ　⑧アメヤ横丁

60

ん	し	お	よ	す	で	間	時	語
く	ヤ	わ	れ	ら	青	春	！	物
事	高	ヌ	視	か	点	若	決	偵
刑	ム	妹	ス	国	氷	者	判	探
い	ー	姉	旅	の	ち	た	俺	婦
な	ゲ	乳	聴	北	鏡	ち	率	夫
ぶ	族	ー	ー	ム	会	都	大	聖
あ	家	ー	郎	太	貫	内	寺	校
い	や	し	つ	ら	い	へ	原	高

使わなかった文字：
高視聴率

61

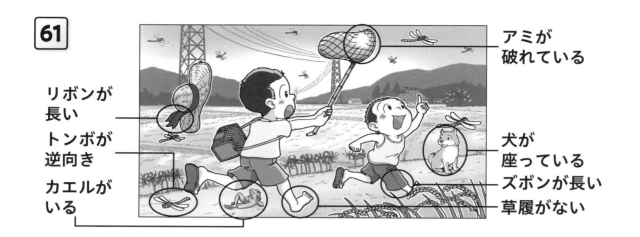

アミが
破れている

リボンが
長い

トンボが
逆向き

カエルが
いる

犬が
座っている

ズボンが長い

草履がない

62

¹き	²み	³の	な	⁴は	■
⁵あ	ら	し	■	⁶つ	⁷み
⁸つ	い	■	⁹ね	こ	か
■	¹⁰と	¹¹む	■	¹²う	い
¹³あ	し	か	■	¹⁴だ	は
め	■	¹⁵し	み	■	つ

63 ①結婚　②翼　③さようなら　④神田　⑤学生街
⑥精霊　⑦なごり　⑧心

64 ①36　②81　③29　④62　⑤154　⑥28　⑦3　⑧18
⑨5

65 ①キティちゃん　②ビデオレコーダー　③ゴジラ
④りぼん　⑤テトラパック　⑥ファミコン
⑦カローラ　⑧連続テレビ小説

66 寝→寝　起→起　三→三　百→百　長→長　短→短
損→損　取→取　蜂→蜂　泣→泣　所→所

67 ①カップヌードル　②ポケベル(ポケットベル)
③ウォシュレット　④トランジスタラジオ
⑤コンビニエンスストア　⑥ウォークマン

68

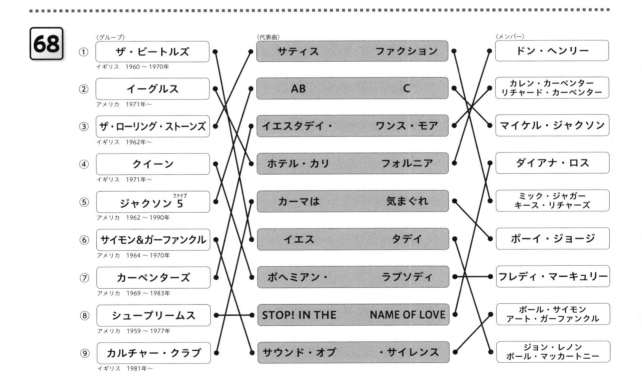

69 ①唄　②霧　③娘　④雪　⑤青　⑥母　⑦笠　⑧雨
⑨星　⑩赤

70

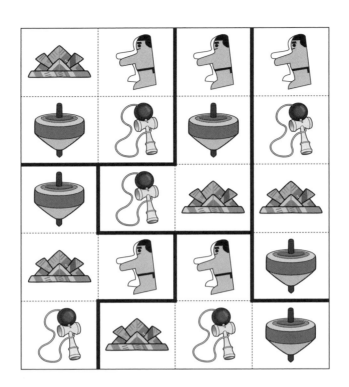

71 ①かもめ　②悲しい色　③オールナイト　④恋人
　　　⑤季節　⑥昴　⑦SACHIKO　⑧ルビー

72

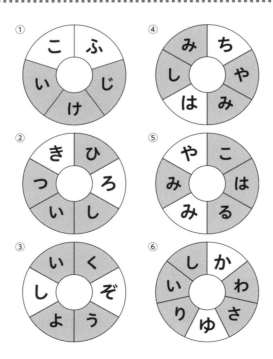

73

誠	一	川	中	か	こ	う	へ	い	之
村	中	李	枝	っ	子	の	岡	木	寛
森	島	水	子	村	昭	か	本	五	幸
作	敦	上	勉	吉	上	村	安	田	文
周	藤	遠	口	安	春	部	公	房	平
佐	辰	堀	坂	吾	樹	深	沢	弓	岩
藤	雄	よ	み	谷	松	龍	七	枝	夫
春	夫	子	志	一	新	上	郎	北	杜
高	健	大	賀	直	星	村	向	才	一
開	岡	昇	平	哉	子	邦	田	谷	丸

74 ①千代の富士貢　②平尾誠二　③稲尾和久
④山口香　⑤ジャイアント馬場　⑥伊藤みどり

75

¹オ	²フ	³ク	⁴ロ	⁵サ	ン
⁶ウ	エ	ス	タ	ン	■
⁷ケ	ル	ン	■	⁸ド	⁹ク
¹⁰ノ	ト	■	¹¹サ	■	リ
¹²タ	ペ	¹³ス	ト	リ	ー
¹⁴ニ	ン	ソ	ウ	■	ム

115

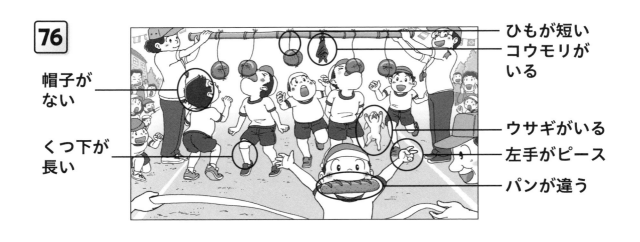

76

- 帽子がない
- くつ下が長い
- ひもが短いコウモリがいる
- ウサギがいる
- 左手がピース
- パンが違う

77

イングリッド バーグマン　チャールズ チャップリン
アラン ドロン　オードリー ヘプバーン
ハンフリー ボガート　マーロン ブランド
ジェームズ スチュアート　ポール ニューマン（順不同）

78

ら	！	え	ら	ね	を	ス	ー	エ
つ	君	ラ	ブ	コ	翼	ヨ	ク	キ
や	諸	ス	ワ	ン	シ	ラ	郎	ャ
星	徒	立	テ	の	ザ	13	太	プ
る	生	プ	た	ア	ゴ	パ	鬼	テ
う	ャ	し	コ	ル	ー	タ	の	ン
キ	あ	エ	ゴ	マ	ッ	リ	ゲ	ベ
ち	コ	読	ン	チ	み	ロ	ゲ	カ
エ	章	紋	の	家	王	！	ゲ	ド

使わなかった文字：
立ち読み

79 ①（大草原の）小さな家　②奥さまは魔女
③宇宙大作戦（スター・トレック）
④（白バイ野郎）ジョン＆パンチ
⑤スパイ大作戦　⑥（刑事）コロンボ

80

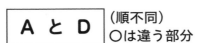

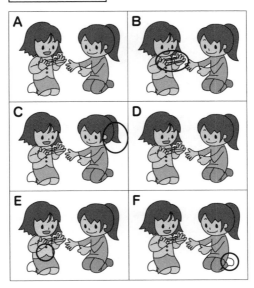

81 ①69　②38　③34　④19　⑤151　⑥72　⑦5　⑧1067
⑨16

82 ①禁じられた（遊び）　②砂の（器）　③エデン（の東）
④大脱走　⑤二十四の瞳　⑥（戦場の）メリークリスマス
⑦タクシー（ドライバー）　⑧雨に唄えば

83

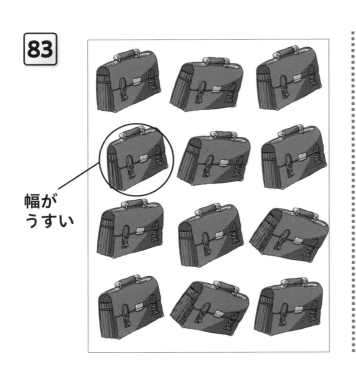

幅が
うすい

84

① 犬神家　② 時をかける
③ 黄色いハンカチ
④ 七人　⑤ セーラー服
⑥ 長い日　⑦ 南極　⑧ 沈没

85

と	う	げ	の	ぐ	ん	ぞ	う	き
い	じ	び	は	る	の	は	と	う
が	く	に	ひ	あ	こ	い	ち	こ
う	さ	ゆ	と	の	ゆ	の	と	い
よ	も	う	が	も	ん	ち	ん	た
し	え	ろ	が	ま	く	ご	て	な
の	る	ん	う	し	う	と	う	ん
な	さ	ん	し	ま	い	よ	ぜ	お
は	る	の	さ	か	み	ち	り	か

使わなかった文字：
あこうろうし
赤穂浪士（2/大石内蔵助）

86　① 横井庄一　② 日本列島改造論　③ ランラン　④ DC
⑤ なめ猫　⑥ カード　⑦ ディズニー　⑧ ダイアナ

87

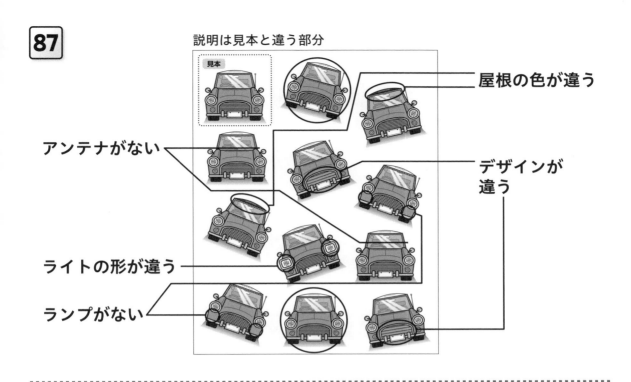

説明は見本と違う部分

見本

屋根の色が違う

アンテナがない

デザインが
違う

ライトの形が違う

ランプがない

---

88 ①東京砂漠　②ロマンス　③北の宿から
④恋の予感　⑤翼の折れたエンジェル

---

89 ①北　②正一　③具志堅　④清　⑤玉三郎　⑥川
⑦チャン　⑧松　⑨拳　⑩阿久　⑪永　⑫天功

---

90 〈お手玉〉

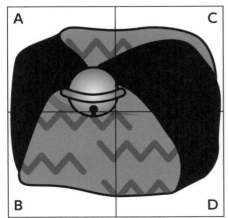

〈竹とんぼ〉

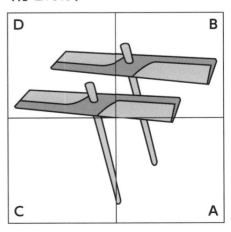

学研脳トレ

川島隆太教授のらくらく脳体操 昭和パズル 90日

2024 年 3 月 19 日　　第 1 刷発行

監修者	川島隆太
発行人	土屋　徹
編集人	滝口勝弘
編集長	古川英二
発行所	株式会社Gakken
	〒141-8416　東京都品川区西五反田 2-11-8
印刷所	中央精版印刷株式会社

STAFF		
	編集制作	株式会社 エディット
	本文DTP	株式会社 千里
	校正	株式会社 奎文館
	イラスト	山本篤　さややん。　イラスト AC

この本に関する各種お問い合わせ先

● 本の内容については、下記サイトのお問い合わせフォームよりお願いします。

https://www.corp-gakken.co.jp/contact/

● 在庫については　Tel 03-6431-1250（販売部）

● 不良品（落丁・乱丁）については　Tel 0570-000577

学研業務センター

〒 354-0045　埼玉県入間郡三芳町上富 279-1

● 上記以外のお問い合わせは　Tel 0570-056-710（学研グループ総合案内）

学研グループの書籍・雑誌についての新刊情報・詳細情報は、下記をご覧ください。

学研出版サイト　https://hon.gakken.jp/